# 糖尿病の最新食事療法の なぜ に答える——基礎編

本田佳子　佐野喜子
曽根博仁　大橋　健　編集

医歯薬出版株式会社

## 編 集

**本田佳子** HONDA, KEIKO
女子栄養大学栄養学部実践栄養学科　教授

**佐野喜子** SANO, YOSHIKO
神奈川県立保健福祉大学保健福祉学部栄養学科　教授

**曽根博仁** SONE, HIROHITO
新潟大学大学院医歯学総合研究科血液・内分泌・代謝内科　教授

**大橋　健** OHASHI, KEN
国立がん研究センター中央病院総合内科　科長

## 執 筆（五十音順）

**安孫子亜津子** ABIKO, ATSUKO
旭川赤十字病院糖尿病・内分泌内科　部長

**荒木　厚** ARAKI, ATSUSHI
東京都健康長寿医療センター 糖尿病・代謝・内分泌内科　副院長

**石澤正博** ISHIZAWA, MASAHIRO
新潟大学大学院医歯学総合研究科血液・内分泌・代謝内科

**岩永みどり** IWANAGA, MIDORI
新潟大学大学院医歯学総合研究科血液・内分泌・代謝内科

**植木浩二郎** UEKI, KOHJIRO
国立国際医療研究センター糖尿病研究センター　センター長

**江口有一郎** EGUCHI, YUICHIRO
佐賀大学医学部肝疾患医療支援学　特任教授

**繪本正憲** EMOTO, MASANORI
大阪市立大学大学院医学研究科代謝内分泌病態内科学　教授

**大橋　健** OHASHI, KEN
編集に同じ

**金澤昭雄** KANAZAWA, AKIO
順天堂大学医学部代謝内分泌学講座　准教授

**金子正儀** KANEKO, MASANORI
新潟大学大学院医歯学総合研究科血液・内分泌・代謝内科

**川村智行** KAWAMURA, TOMOYUKI
大阪市立大学大学院医学研究科発達小児医学教室　講師

**北田宗弘** KITADA, MUNEHIRO
金沢医科大学糖尿病・内分泌内科　准教授

**古家大祐** KOYA, DAISUKE
金沢医科大学糖尿病・内分泌内科　教授

**佐野喜子** SANO, YOSHIKO
編集に同じ

**柴田重信** SHIBATA, SHIGENOBU
早稲田大学理工学術院 先進理工学部生理・薬理学研究室　教授

**鈴木裕美** SUZUKI, HIROMI
新潟県立新発田病院代謝内分泌内科　医長

**曽根博仁** SONE, HIROHITO
編集に同じ

**田中　仁** TANAKA, HIROSHI
帝塚山学院大学人間科学部食物栄養学科　専任講師

**津田謹輔** TSUDA, KINSUKE
帝塚山学院大学　学長

**西川直子** NISHIKAWA, NAOKO
大阪市立大学大学院医学研究科発達小児医学教室

**西村理明** NISHIMURA, RIMEI
東京慈恵会医科大学糖尿病・代謝・内分泌内科　主任教授

**羽田勝計** HANEDA, MASAKAZU
AMC西梅田クリニック　理事

**星出　聡** HOSHIDE, SATOSHI
自治医科大学医学部内科学講座循環器内科学部門　教授

**細川雅也** HOSOKAWA, MASAYA
帝塚山学院大学人間科学部食物栄養学科　教授

**本田佳子** HONDA, KEIKO
編集に同じ

**松下真弥** MATSUSHITA, MAYA
国立国際医療研究センター病院糖尿病内分泌代謝科

**三島修一** MISHIMA, SHUICHI
吉野内科・神経内科医院　副院長

**村山賢一郎** MURAYAMA, KENICHIRO
佐賀大学医学部肝臓・糖尿病・内分泌内科　助教

**森　克仁** MORI, KATSUHITO
大阪市立大学大学院医学研究科腎臓病態内科学　講師

**森　保道** MORI, YASUMICHI
虎の門病院内分泌代謝科糖尿病・代謝部門　部長

**安田大二郎** YASUDA, DAIJIRO
やすだ内科クリニック　院長

**谷内洋子** YACHI, YOKO
千葉県立保健医療大学健康科学部栄養学科　教授

**八幡和明** YAHATA, KAZUAKI
新潟県厚生連長岡中央綜合病院　糖尿病センター長

**山下滋雄** YAMASHITA, SHIGEO
東京山手メディカルセンター糖尿病内分泌科　部長

This book was originally published in Japanese
under the title of :
Tonyobyo no Saishin Syokuji Ryoho no Naze ni Kotaeru, Kiso Hen
(Questions and Answers about Diabetes Diet, Basic Theory)

Editors :
Honda, Keiko, et al
Professor, Medicine Nutrition, Applied Nutrition,
Kagawa Nutrition University



ISHIYAKU PUBLISHERS, INC.
7-10, Honkomagome 1 chome, Bunkyo-ku,
Tokyo 113-8612, Japan

■造本デザイン・AD
M's　杉山光章　SUGIYAMA, Mitsuaki
■表紙イラスト
CHIPS CLUB—チップス

●本書は「臨床栄養別冊 栄養指導・管理のためのスキルアップシリーズ vol.7 糖尿病の最新食事療法のなぜに答える 基礎編」（2017 年 10 月発行）をもとに書籍として再刊したものです．

# 序文

本書は，「臨床栄養」別冊〝栄養指導・管理のためのスキルアップシリーズ vol. 1〟「糖尿病の最新食事療法のなぜに答える　基礎編」として2014年4月刊行，改訂新版〝vol. 7〟として2017年10月刊行を経て，書籍化されたものである.

糖尿病の日常診療や療養指導にあたって，患者にとって身近な食事療法に関する疑問や質問に根拠をもって簡潔に答える，というコンセプトで編集した本書は，多くの医療関係者より，「エビデンスがどう実践につながるのかわかった」「個々の患者に応じた説明が，根拠をもってできるようになった」と幅広く支持されてきた.

このたびの書籍化にあたっては，2019年に日本糖尿病学会から公表された「糖尿病診療ガイドライン2019」における食事療法の改訂要点，すなわち目標体重や総エネルギー摂取量等について数値目標を一定の目安としながらも，患者の個別性を考慮した柔軟な対応が必要である，という考え方を反映し，従来の記述との整合性を試みた．さらに，「糖尿病治療ガイド2020-2021」，「日本人の食事摂取基準（2020年版）」等の最新情報を更新し，いっそうの内容の充実を図った．そして，数値目標から実効性ある個別化への転換を本書に課した.

2020年，われわれは新型コロナウイルス感染症の世界的流行という，人類がいまだかつて経験したことのない事態に直面している．この未知の感染症については重症化リスクに糖尿病が指摘されており，これに寄与する食と栄養の役割はますます重要になってくるであろう.

現時点での糖尿病の食事療法のエビデンスを整理・集約した本書は，この前例のない事態においても，栄養指導・管理の拠り所となり，日常診療や療養指導に役立つものと確信している.

幸いにも，糖尿病診療の第一線の医師，各領域で高い専門性をもつ療養指導士の諸先生により，ご多忙ななかでのご協力が叶い，本書の刊行に至った．ここに改めて，深甚の謝意を表する次第である.

2020年　秋の訪れを感じながら

編者を代表して　**本田佳子**

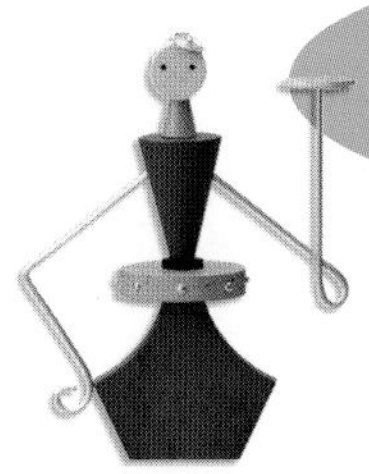

# Contents

糖尿病の最新食事療法の
なぜに答える―基礎編

序文 …… iii

## 知っておきたい糖尿病情報

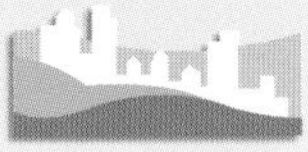

Q-1 糖尿病患者数が頭打ちになっているというのは本当ですか？ …… 石澤正博，曽根博仁 1

Q-2 糖尿病の診断は何を目的として，どのような基準で行うのでしょうか？ …… 岩永みどり，曽根博仁 5

Q-3 血糖コントロールにより，境界型からの糖尿病発症や，糖尿病からの合併症発症をどのくらい予防できるのでしょうか？ …… 鈴木裕美，曽根博仁 9

Q-4 「糖尿病診療ガイドライン」とは別に，「高齢者糖尿病診療ガイドライン」がありますが，それはどのようなものでしょうか？ …… 荒木　厚 13

Q-5 成人の1型糖尿病と2型糖尿病の食事療法にはどのような違いがあるのでしょうか？ …… 金子正儀，曽根博仁 19

Q-6 時間栄養学を糖尿病の食事療法に取り入れることはできますか？　体内時計や摂食時刻を考慮した効果的な食事療法のポイントを教えてください． …… 柴田重信 23

Q-7 持続血糖モニター（CGM）を用いると，食事と血糖の関係についてどのようなことがわかりますか？　また，血糖変動を抑える食事療法のポイントについて教えてください． …… 西村理明 28

Q-8 腸内細菌と糖代謝にはどのような関係があるのでしょうか？　また，糖代謝を改善する食事療法のポイントについて教えてください． …… 金澤昭雄 33

## 食事療法の基本

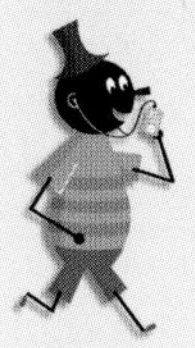

Q-9 糖尿病の食事療法は総エネルギー摂取量の適正化が基本ですが，患者ごとの適正な総エネルギー摂取量をどのように設定するのでしょうか？ …… 八幡和明 37

Q-10 食事療法の基本である総エネルギー摂取量の適正化が図れれば，食事療法は完結でしょうか？ …… 八幡和明 41

食事療法の基本

Q-11 「糖尿病食事療法のための食品交換表 第7版」では，炭水化物エネルギー比率によりいくつかの単位配分が示されましたが，それはどのようなものですか？ …… 本田佳子 45

Q-12 「食品交換表」に準拠してカーボカウントの指導用テキストが示されましたが，それはどのようなものでしょうか？ …… 西川直子，川村智行 49

Q-13 カーボカウント導入の実際やポイントについて教えてください． …… 西川直子，川村智行 54

Q-14 グリセミックインデックス（GI）とグリセミックロード（GL）の考え方について教えてください．なぜ，その活用がすすめられるのでしょうか？ …… 本田佳子 60

Q-15 たんぱく質の割合と質について教えてください．また，割合と質はなぜ重要なのでしょうか？ …… 北田宗弘，古家大祐 65

Q-16 脂質の割合と質について教えてください．また，割合と質はなぜ重要なのでしょうか？ …… 安田大二郎，森 保道 70

Q-17 エネルギーや三大栄養素以外で，考慮すべき栄養素はどのようなものですか？ …… 細川雅也，田中 仁，津田謹輔 76

Q-18 なぜ，食物繊維の重要性が注目されているのでしょうか？ 毎日，無理なく上手に摂取できる方法を教えてください． …… 佐野喜子 81

腎症への対応

Q-19 糖尿病性腎症の進行度はどのように判定するのでしょうか？ …… 森 克仁，繪本正憲 85

Q-20 重症度別に食事療法はどのように変わるのでしょうか？ 糖尿病食から糖尿病性腎症食への切り替えは本当に必要ですか？ …… 安孫子亜津子，羽田勝計 90

Q-21 糖尿病性腎症は治ることはあるのでしょうか？ 患者にどのように説明すればよいでしょうか？ …… 安孫子亜津子，羽田勝計 94

Q-22 維持透析の糖尿病患者では，食事療法はどのような点に注意すればよいでしょうか？ また，血糖変動にはどのように対応すればよいでしょうか？ …… 山下滋雄 99

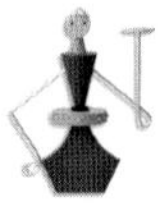

# Contents

**その他の合併症への対応**

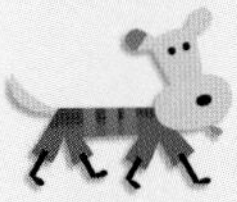


Q-23 肥満・メタボをともなう糖尿病では，何を食事療法の評価指標とし，どのような指導・管理をすればよいでしょうか？ …… 松下真弥，植木浩二郎 105

Q-24 脂質異常症をともなう糖尿病では，何を食事療法の評価指標とし，どのような指導・管理をすればよいでしょうか？ …… 安田大二郎，森　保道 110

Q-25 高血圧をともなう糖尿病では，何を食事療法の評価指標とし，どのような指導・管理をすればよいでしょうか？ …… 星出　聡 115

Q-26 肝疾患をともなう糖尿病では，何を食事療法の評価指標とし，どのような指導・管理をすればよいでしょうか？ …… 村山賢一郎，江口有一郎 119

Q-27 妊娠糖尿病や糖尿病合併妊娠では，何を食事療法の評価指標とし，どのような指導・管理をすればよいでしょうか？ …… 谷内洋子，曽根博仁 124

Q-28 認知症をともなう糖尿病では，何を食事療法の評価指標とし，どのような指導・管理をすればよいでしょうか？ …… 荒木　厚 128

Q-29 精神障害をともなう糖尿病では，何を食事療法の評価指標とし，どのような指導・管理をすればよいでしょうか？ …… 三島修一 133

Q-30 がんをともなう糖尿病では，何を食事療法の評価指標とし，どのような指導・管理をすればよいでしょうか？ …… 大橋　健 137

索 引 …… 142


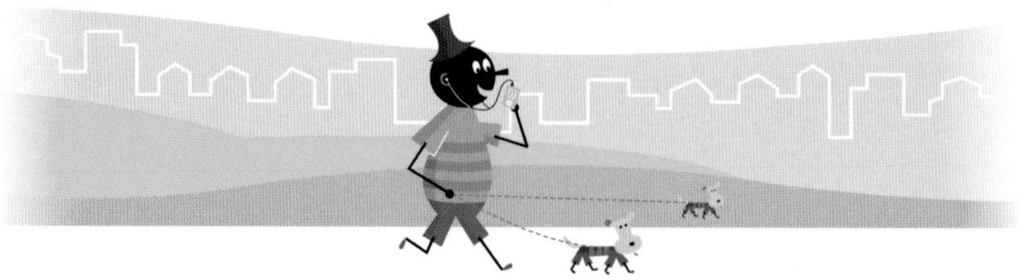

# Q-1 糖尿病患者数が頭打ちになっているというのは本当ですか？

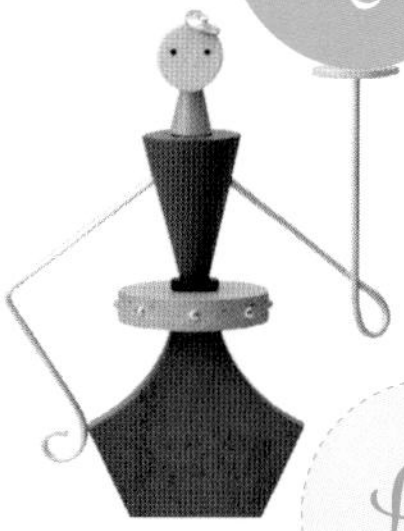

A-1 現時点では糖尿病患者数は依然増加傾向が続いているとみるべきだろう．少なくとも，受診者の数は増えている．

日本では戦後，高齢化や生活習慣の変化にともなって糖尿病患者数が増え続けている．有病率は1970年代には数％だったものが，近年10％前後となった．さらに厚生労働省は，2010年代になってもなお増加していると発表している．

その一方で，同じデータから「糖尿病予備群★1」の数は2012年にはじめて減少したとも報告された．また，年齢の影響を加味すると糖尿病患者の割合はかならずしも増えてはいないという検討もある．その意味では，糖尿病患者数は頭打ちになったとも言え，近いうちに患者の絶対数は減少してくる可能性もある．しかし，総人口自体が減少してきているので，有病率が減少してくるという見通しにはなっておらず，いまはまだ対策の手を緩めることはできない．

★1：糖尿病予備群
他にも「前糖尿病（状態）」「糖尿病前症」「境界型（糖尿病）」「耐糖能異常」などさまざまなよび方があるが，本稿では過去の厚生労働省発表をふまえてこの表記を使っている．
なお，本来HbA1c単独では糖尿病の診断はできないため，「強く疑われる」「可能性を否定できない」という表現となっている．

## それはなぜか？

### ●日本の統計から

日本の糖尿病推定患者数は，推計の仕方によってさまざまな数字が公表されている．公的かつ継続的に調査されているものとして，厚生労働省の「国民健康・栄養調査」「患者調査」があげられる．

「国民健康・栄養調査」は同一の方法で長年施行されており，その結果は科学論文や世界的な統計などにも広く使われている．この調査では，①HbA1c 6.5％以上またはすでに糖尿病として診療を受けている「糖尿病が強く疑われる者」，②HbA1c 6.0％以上6.5％未満である「糖尿病の可能性が否定できない者」（予備群），③「それ以外」の3者に分類している．「平成24年 国民健康・栄養調査」（厚生労働省）によると，**「強く疑われる者」は1997年から2012年で690万人から950万人へと増加しているのに対して，予備群については2007年の1,320万人をピークとして，2012年には1,100万人とはじめて減少に転じた**（**図1-1**）．ちょうど2008年に「特定健康診査（いわゆるメタボ健診）・特定保健指導」をはじめたのと時期を同じくしており，一部には糖尿病予備群の減少はその成果であろうとする考察もある．その後，「平成28年 国民健康・栄養調査」でも，2016年の予備群の減少傾向が認められたが，「糖尿病が強く疑われる者」はむしろ増加しているので，糖尿病患者数が頭打ちになっていると主張するのは尚早である．

なお，昭和期の有病率については1992年の日本糖尿病学会の委員会報告に詳細

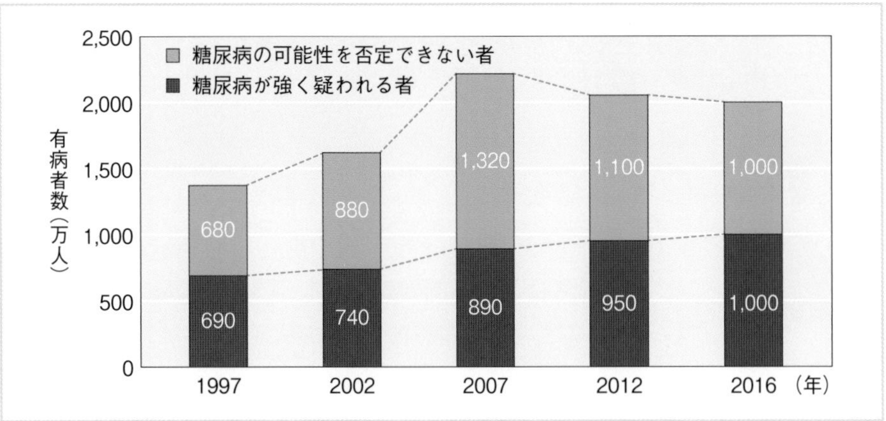


図 1-1　厚生労働省「国民健康・栄養調査」による日本の糖尿病患者の推計

な検討があり，1970年代が2%前後，1980年代は5%前後となっている[1)].

### ●世界の統計から

国際糖尿病連合（International Diabetes Federation，IDF）が2000年から2〜3年ごとに公表している「糖尿病アトラス（Diabetes Atlas）」には，世界中の国・地域の糖尿病統計が掲載されている（ただし日本の統計の情報源の一つは「国民健康・栄養調査」）．最新版の第7版[2)]では，2015年の日本の20〜79歳の糖尿病患者は世界9位（総人口は世界10位）の720万人と推計された．また，2040年の患者数を651万人と予測しており，2015年より10%減少するとみられるが，総人口が2015年実績で12,700万人，予測で2040年には13%減の11,100万人とされているので[3)]，**有病率では不変から微増となり**，楽観視はできない．さらにIDFは，2015年時点の日本で未診断の糖尿病患者が335万人程度とも示している．

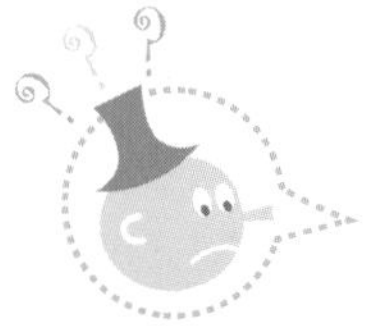

## エビデンスは？

### ●有病者数に関して

残念ながら，近年発表されていて，体裁が整っているエビデンスは以下のとおりわずかである．

①1980年から2008年の間，日本の年齢標準化有病率[★2]は3.8%から7.2%と上昇した[4)]．これは「国民健康・栄養調査」をデータ源にしている．

★2：年齢標準化有病率
糖尿病などの疾患は高齢ほど有病率が高くなる．高齢社会では自然に糖尿病の有病率は上がることになってしまい，生活習慣の変化や糖尿病対策の成果などが反映された真の有病率をみていることにはならない．したがって，基準となる人口を決め，常にそのときの年齢構成が続くと仮定した有病率の計算をすることがしばしば行われる．

②JPHC Study（Japan Public Health Center-based Prospective Study）という日本のコホート研究で，1990年代後半から2000年代前半の5年間で，年齢標準化有病率が8.2%から10.6%に増加した[5)]．

③1990年から2010年までの間のみならず，**2030年にかけて糖尿病患者数・有病率とも増加し続ける見込みである**[6)]（**図1-2**）．ただし2010年の日本人口を基準にした年齢標準化有病率をみると，この期間は常に8%前後で変わらない．つまり今後の有病率増加は高齢化の影響が強い．

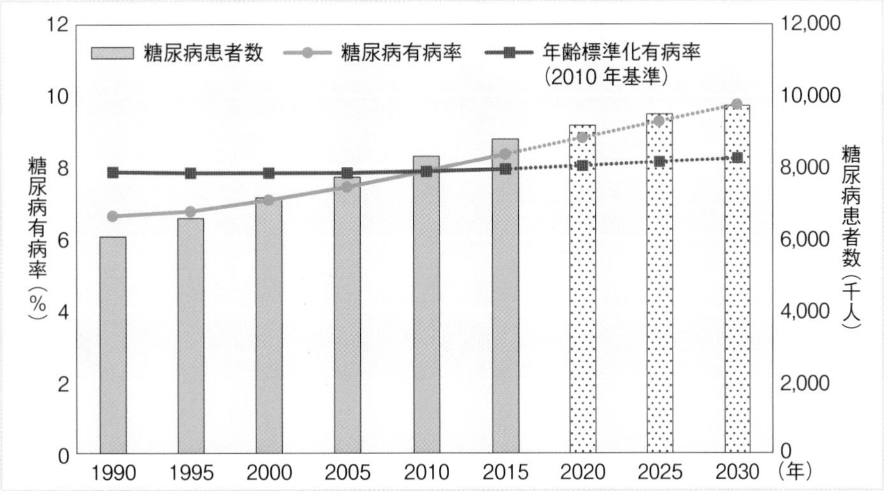


**図 1-2　糖尿病有病率と患者数の推移(予測含む)**
(Chavat H, Goto A, Goto M, et al：Impact of population aging on trends in diabetes prevalence：A meta-regression analysis of 160,000 Japanese adults. J Diabetes Investig **6**：533-542, 2015 より)

このように，2010年代のデータはまだ論文として(少なくとも主要誌には)発表されていないので，近年糖尿病患者が減少傾向にあるかどうかは確認できず，その一方でむしろ増加するだろうという予測がある点は留意すべきである.

### ●発症対策に関して

糖尿病患者が増え，予備群が減ったという「国民健康・栄養調査」のデータからは，予備群から糖尿病へ進展した人はともかく，正常から新たに予備群になった人が減っている可能性を考えることはできる．しかし残念ながら，他にそう読み取れる統計やエビデンスはない.

なお，予備群から糖尿病への進展を抑制する日本の研究としては，JDPP[7]やJ-DOIT1[8]が有名である．前者は集団指導に加えて複数回の個別指導，後者は年10回という頻繁な電話支援によって，それぞれ糖尿病発症リスクを半数程度にしている．なお，一部の糖尿病薬の内服でも糖尿病発症を抑制できることがわかっているが，**生活習慣を改善するほうがより有効であることも示されている**[9].

## 実践へどう活かすか？

厚生労働省の「患者調査」では糖尿病で治療を継続している人は1996年から2014年で218万人から317万人へ増加と報告されている．1年あたり5.5万人の増加となり，近年医療従事者が現場で糖尿病患者に触れる機会が増えていることがわかる．また，厚生労働省の「健康日本21(第二次)[★3]」では糖尿病をターゲットの一つにしており，糖尿病有病者数の増加の抑制，治療継続者の割合の増加，特定健康診査・特定保健指導の実施率の向上などについて数値目標を掲げている．当面は糖尿病対策に関して医療従事者が果たすべき役割は縮小しそうにない.

仮に特定健康診査の成果で近年糖尿病予備群が減少したのだとすれば，健診の実

★3：健康日本21(第二次)
「21世紀における国民健康づくり運動」とも言う．1978年から厚生省が「国民健康づくり運動」として開始した施策で，2000年度に生活習慣病の予防を重視した「健康日本21」として発展し，2013年から10年間は「健康日本21(第二次)」が施行されている.

施率を上げることがより強固な対策になるであろうし，実際に徐々に上昇しているようである．一方，個別指導で発症リスクが低減するというエビデンスを考慮すると，むしろいまだ2割にも満たない特定保健指導の実施率を上げるほうが重要かもしれない．しかし，1回以上指導を受けた人の数年後のHbA1cが改善するとは言えないという報告もある[10]．行政・医療機関・保険者が一体となってさらなる対策を講じるべきであろう．

また，同時に治療継続者を増やすことが求められているので，医療機関は患者の受診や治療へのモチベーションをいかに高めるかを考える必要がある．糖尿病友の会[★4]活動の再活性化，糖尿病教室の充実，パンフレットやインターネットなどを活用した正しい情報へのアクセス向上，といった既存の取り組みの焼き直しだけではなく，まだ糖尿病への関心が十分でない軽症者，あるいは一般大衆に向けての魅力的な活動が必要ではないだろうか．

［石澤正博，曽根博仁］

★4：糖尿病友の会
それぞれの医療機関で糖尿病患者・家族と医療スタッフなどがつくる親睦や学習のための「サークル」．とくに日本糖尿病協会に加入したものをこうよぶことが多く，月刊誌「さかえ」の購読やさまざまなイベントへの参加ができる．


●参考文献

1）葛谷　健，伊藤千賀子，佐々木　陽・他：日本人の糖尿病有病率と発症率—日本糖尿病学会疫学データ委員会報告—．糖尿病35：173-194，1992.

2）International Diabetes Federation：IDF Diabetes Atlas, 7th ed. International Diabetes Federation, 2015.
http://www.diabetesatlas.org

3）国立社会保障・人口問題研究所：日本の将来推計人口（平成29年推計）.
http://www.ipss.go.jp/pp-zenkoku/j/zenkoku2017/pp29_gaiyou.pdf（2017年5月12日アクセス）

4）Danaei G, Finucane MM, Lu Y, et al：National, regional, and global trends in fasting plasma glucose and diabetes prevalence since 1980：systematic analysis of health examination surveys and epidemiological studies with 370 country-years and 2·7 million participants. Lancet **378**：31-40, 2011.

5）Kabeya Y, Kato M, Isogawa A, et al：Descriptive epidemiology of diabetes prevalence and HbA1c distributions based on a self-reported questionnaire and a health checkup in the JPHC diabetes study. J Epidemiol **24**：460-468, 2014.

6）Chavat H, Goto A, Goto M, et al：Impact of population aging on trends in diabetes prevalence：A meta-regression analysis of 160,000 Japanese adults. J Diabetes Investig **6**：533-542, 2015.

7）Sakane N, Sato J, Tsushita S, et al：Prevention of type 2 diabetes in a primary healthcare setting：three-year results of lifestyle intervention in Japanese subjects with impaired glucose tolerance. BMC Public Health **11**：40, 2011.

8）Sakane N, Kotani K, Takahashi K, et al：Effects of telephone-delivered lifestyle support on the development of diabetes in participants at high risk of type 2 diabetes：J-DOIT1, a pragmatic cluster randomised trial. BMJ Open **5**：e007316, 2015.

9）Knowler WC, Barrett-Connor E, Fowles SE, et al：Reduction in the incidence of type 2 diabetes with lifestyle intervention or metformin. N Engl J Med **346**：393-403, 2002.

10）辻　久子，塩島一朗：特定保健指導の効果メタボリック・シンドローム指標の4年間の評価．日本公衆衛生雑誌 **62**：402-411，2015.

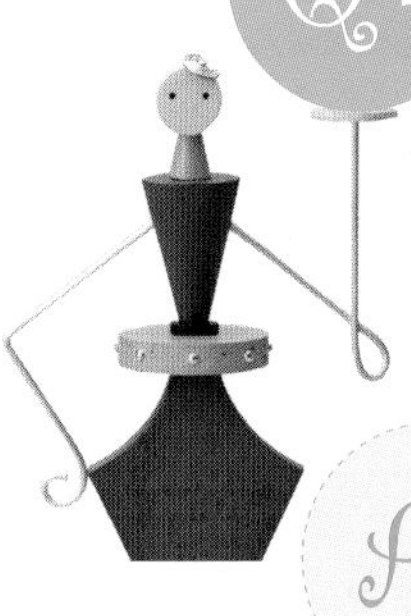

# Q-2 糖尿病の診断は何を目的として，どのような基準で行うのでしょうか？

**A-2** 糖尿病の診断は，高血糖が慢性に持続していることを証明することにより医師が行う．現在日本で用いられている診断基準は，日本糖尿病学会により定められたものである[1]．

以下の①～④のいずれかが確認された場合は「糖尿病型」と判定する．
⑤および⑥の血糖値が確認された場合には「正常型」と判定する．
「糖尿病型」「正常型」いずれにも属さない場合は「境界型」と判定する．

①早朝空腹時血糖値 126 mg/dL 以上
②75 gOGTT で 2 時間値 200 mg/dL 以上
③随時血糖値 200 mg/dL 以上
④HbA1c が 6.5％以上

---

⑤早朝空腹時血糖値 110 mg/dL 未満
⑥75 gOGTT で 2 時間値 140 mg/dL 未満

（日本糖尿病学会編・著：糖尿病治療ガイド 2020-2021．文光堂，2020．p.24 より）

別の日に行った検査で上記の糖尿病型が 2 回以上認められれば，糖尿病と診断できる．ただし，HbA1c のみの反復検査では診断できない．

血糖値と HbA1c が同時測定で，ともに糖尿病型であることが確認された場合は，初回検査のみで糖尿病と診断できる．

また，血糖値が糖尿病型で，口渇，多飲，多尿，体重減少などの糖尿病の典型的な症状や確実な糖尿病網膜症がある場合には，初回検査のみで糖尿病と診断できる．

反復検査で糖尿病型が再確認できない場合には，糖尿病の疑いとし，3～6 カ月後に血糖値と HbA1c を再検査し経過観察する．

現時点の血糖値や HbA1c が糖尿病型の基準以下であっても，過去に糖尿病型の条件を満たしている記録がある場合は，糖尿病の疑いをもって対応する．

## それはなぜか？

糖尿病とは，インスリン作用の不足による，持続的な高血糖を主徴とする特徴的な代謝異常を示す病態で，その代謝異常が続くことにより，特有の合併症を引き起こすものである．

糖尿病診断の目的は，耐糖能異常をもつ患者をスクリーニングし，早期治療介入により糖尿病の発症予防を行うこと，そして，糖尿病合併症，とくに慢性合併症の予防と治療を行うことである．

糖尿病以外の一過性高血糖（薬剤などの影響や，なんらかの身体的ストレス）を除外し，持続的な高血糖を証明するために，反復検査が必要とされる．

**75 gOGTT（75 g経口ブドウ糖負荷試験）**[★1]**は耐糖能異常のスクリーニングに有用**であるが，糖尿病の診断に必須ではない．自覚症状などから明らかな高血糖が推測される場合には，まず空腹時血糖値または随時血糖値を測定する．著しい高血糖状態で75 gOGTTを行うと，さらなる高血糖を引き起こし，有害である．

HbA1c[★2]は測定の標準化，精度の高さが担保されるようになり，2010年に診断基準の改訂で採用された．**HbA1cは1〜2カ月の平均血糖値を反映する特性があり，慢性の高血糖状態をとらえるのに有用**であり，食事の影響を考慮せずに採血でき，日々の変動が血糖値より少ない利点がある．

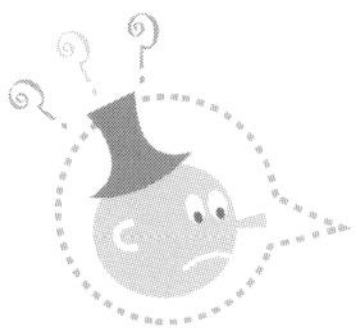

## エビデンスは？

糖尿病診断基準の変遷として，1979年のNational Diabetes Data Group，1980年のWHO基準，1982年の日本糖尿病学会基準では，空腹時血糖値≧140 mg/dL，あるいは75 gOGTT 2時間値≧200 mg/dLと決められていた．1990年代後半になり，診断基準の改訂が行われ，米国糖尿病学会，WHO，日本糖尿病学会ともカットオフ値の改訂が行われ，空腹時血糖値≧126 mg/dLに引き下げられた．これは，**75 gOGTT 2時間値200 mg/dLに対応する空腹時血糖値がおよそ126 mg/dL**ということが示されたためである．日本人の75 gOGTTデータでも同様の結果が示されている[2]．また，日本人において**HbA1c 6.5%がほぼこの診断基準値（空腹時血糖値126 mg/dL，75 gOGTT 2時間値200 mg/dL）と対応**することが示されている[3]．

また診断基準のカットオフ値を定めるうえで，糖尿病特有の細小血管合併症である，網膜症の危険がどの程度の高血糖で増えてくるかも根拠となる．日本人における検討では，**HbA1c 6.5%以上で網膜症頻度が高率**となり，カットオフ値をHbA1c 6.5%とすることに矛盾しないと考えられる[4]．

2010年の診断基準改訂後，HbA1cと血糖値がともに糖尿病型であれば1回の検査で糖尿病診断が可能となったが，**表2-1**に示すように，HbA1cは病態により見かけ上低値や高値に現れ，血糖値と乖離することがあるため，留意する．

### ●境界型糖尿病について

境界型糖尿病とは，糖尿病発病前のもの，糖尿病が改善した状態，なんらかの身体的ストレスで健常人の耐糖能が一時的に悪化したものなどさまざまな病態が含まれる．**境界型糖尿病は糖尿病発症率が正常群に比べ6〜20倍との報告**があり[5,6]，動脈硬化性合併症のリスクが高く[7]，とくにメタボリックシンドロームに属するものは大血管症のリスクが高いと考えられており，**積極的な生活指導介入が重要**である．日本では空腹時血糖値で定義したIFG（impaired fasting glucose）と75 gOGTT 2時間値で定義したIGT（impaired glucose tolerance）の両者をまと

★1：75 gOGTT（75 g経口ブドウ糖負荷試験）
75 gOGTTで2時間値が正常型であっても，1時間値が180 mg/dL以上の場合は糖尿病に移行する危険が高いので，境界型に準じて経過観察が必要である．

★2：HbA1c
過去にはHbA1c測定において日本独自の測定系で標準化を行い，HbA1c（JDS値）を用いていた．しかし，国際標準化の動向から，HbA1c（NGSP値）＝JDS値＋0.4%を用いることとなり，診療においては2012年以降，NGSP値で表記されている．

表 2-1　HbA1c と平均的な血糖値とが乖離する可能性があるおもな疾患・状況

| 疾患・状況 | HbA1c の乖離方向 |
|---|---|
| 急速に改善した糖尿病（インスリン治療開始後など） | 高値 |
| 急速に発症・増悪した糖尿病（劇症 1 型糖尿病など） | 低値 |
| 鉄欠乏性貧血，ビタミン $B_{12}$ 欠乏性貧血 | 高値 |
| 鉄欠乏性貧血の回復期 | 低値 |
| 溶血性貧血 | 低値 |
| 肝硬変 | 低値 |
| 血液透析 | 低値 |
| エリスロポエチンで治療した腎性貧血 | 低値 |
| 大量輸血後 | 低値 |
| 大量失血後 | 低値 |
| 異常ヘモグロビン症 | 高・低いずれの可能性もあり |

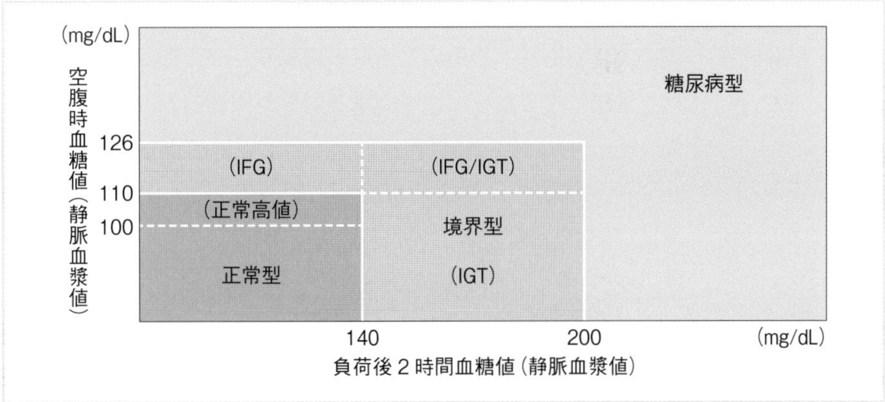


図 2-1　空腹時血糖値および 75gOGTT による判定区分
（日本糖尿病学会編・著：糖尿病治療ガイド2020-2021．文光堂，2020．p.28より改変）

めて境界型とよぶ（**図2-1**）．米国糖尿病学会やWHOでは両者を区別するが，両者は異なる代謝異常を示す病態とされ，動脈硬化症に関してはIGTのほうがIFGよりリスクが高いという成績が多い[8]．

また，米国糖尿病学会では2003年に空腹時血糖値の正常上限値を100mg/dL未満に引き下げたのに対し，日本，WHO，欧州での空腹時血糖値の正常上限値は110mg/dL未満であり，日本では，そのうち100〜109mg/dLは「正常高値」と定め，75gOGTTによる耐糖能評価もしくは経過観察を推奨している．これは日本人データ[9]の検討により，空腹時血糖値100mg/dLはOGTT境界型の2時間値下限の140mg/dLに対応する値であること，正常高値に当たるものは，100mg/dL未満のものに比べて糖尿病への移行率が有意に高いことなどを考慮して定められた．この集団に対しては，正常型や境界型が混在しており，将来の糖尿病への移行率も多様であることから，一律にIFGとするのではなく，75gOGTTを行い，個々に判定することが推奨される．

**75gOGTTが強く推奨される場合は，空腹時血糖が110～125mg/dLのもの，随時血糖値が140～199mg/dLのもの，HbA1cが6.0～6.4%のもの**である．

行うことが望ましい場合として（将来糖尿病発症リスクが高いグループ），空腹時血糖値100～109mg/dLのもの，HbA1c 5.6～5.9%のもの，濃厚な糖尿病家族歴や，肥満が存在するものなどがあげられる．

また，75gOGTT施行時に血糖値とインスリン値★3を同時測定することにより，病態評価にも役立つ．

★3：インスリン値
インスリン分泌指数（insulinogenic index）＝⊿血中インスリン値（30分値−0分値）（μU/mL）÷⊿血糖値（30分値−0分値）（mg/dL）0.4以下で初期分泌低下があると考えられ，低下している場合には血糖値が境界型の場合でも糖尿病への移行が高率である．インスリン初期分泌能やインスリン分泌パターンの検討は，糖尿病の病態や発症リスクの評価に有用である．

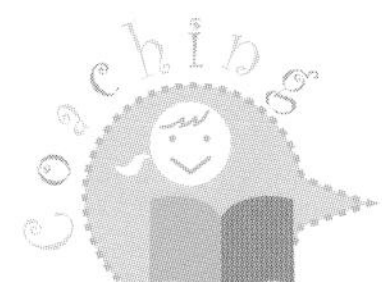


## 実践へどう活かすか？

糖尿病の診断がついた後は，インスリン治療がただちに必要な病態か否かの判定が医師により行われる．緊急にインスリン治療を要さない症例では，患者背景，病態を考慮し，生活習慣改善指導（食事療法，運動療法）を基本とし，その後，必要に応じて薬物治療が開始される．また，境界型糖尿病における最大の治療は生活習慣の改善であり，初期の生活習慣指導介入が非常に重要である．大規模臨床試験では，米国で境界型糖尿病を有する者を対象に行われたDPP（Diabetes Prevention Program）において生活習慣改善プログラムにより糖尿病発症がプラセボ群と比較して58%抑制される結果が示され[10]，他にも生活習慣改善の有効性を明らかにした研究が多数報告されている．

［岩永みどり，曽根博仁］


### ●参考文献

1) 日本糖尿病学会編・著：糖尿病治療ガイド2020-2021．文光堂，2020．
2) 伊藤千賀子：空腹時血糖と2-hPGの関連と合併症からみたOGTT判定基準．糖尿病**41**：A33-36，1998．
3) Ito C, Maeda R, Ishida S, et al：Correlation among fasting plasma glucose, two-hour plasma glucose levels in OGTT and HbA1c. Diabetes Res Clin Pract **50**：225-230, 2000.
4) Ito C, Maeda R, Ishida S, et al：Importance of OGTT for diagnosing diabetes mellitus based on prevalence and incidence of retinopathy. Diabetes Res Clin Pract **49**：181-186, 2000.
5) 江口英行，五十嵐仁子，木村　守・他：山形県舟形町における糖尿病発症率と危険因子．糖尿病**41**(Suppl)：487，1998．
6) 伊藤千賀子：耐糖能異常（IGT）・境界型の自然史．日本臨床**63**（増刊号2）：63-66，2005．
7) 藤島正敏，篠原規恭，清原　裕・他：心血管病発症のリスクとしての耐糖能異常―久山町研究．糖尿病**41**：A45-47，1998．
8) 富永真琴，江口英行：動脈硬化性疾患脂肪のリスクとしてのIGTの意義―山形県舟形町のコホート研究から．糖尿病**41**：A41-44，1998．
9) 門脇　孝，羽田勝計，富永真琴・他：糖尿病・糖代謝異常に関する診断基準検討委員会報告―空腹時血糖の正常域に関する新区分．糖尿病**51**：281-283，2008．
10) Diabetes Prevention Program Research Group：Reduction in the incidence of type 2 diabetes with lifestyle intervention or metformin. N Engl J Med **346**：393-403, 2002.

# Q-3 血糖コントロールにより，境界型からの糖尿病発症や，糖尿病からの合併症発症をどのくらい予防できるのでしょうか？

A-3 食事内容や運動習慣の是正を中心とした生活習慣介入，薬物介入のいずれも境界型[★1]からの２型糖尿病発症を抑制することができる．

細小血管合併症予防のための HbA1c 目標値は 7.0%未満である．早期からの厳格な血糖コントロールは長期にわたる合併症抑制効果が示されている．

血糖コントロールの目標は，年齢，罹病期間，合併症の状態，低血糖のリスクならびにサポート体制などを考慮して個別に設定すべきであり，体重増加，低血糖をきたさないような治療を行うことが合併症予防に重要である．

★1：境界型
p.6 参照

## それはなぜか？

境界型は糖尿病への発症リスクが高く，境界型の中でも 75 gOGTT[★2]で2時間値が高い者で心血管疾患のリスクが高いと報告されている．**大血管障害の予防のためには境界型からの生活習慣介入が必要である**．

★2：75 gOGTT
p.6 注参照

ただし，血糖コントロール強化療法は低血糖リスクを上昇させる．重篤な低血糖の出現は総死亡あるいは心血管疾患の重要なリスクファクターであり，高齢者ではとくに注意を有する．

## エビデンスは？

### ●生活習慣介入で境界型からの２型糖尿病発症を予防する

境界型が糖尿病へ進行するのを予防するため，これまで多くの大規模臨床試験が行われ，有効性が報告されている．**積極的な生活習慣介入は，長期にわたり２型糖尿病の発症を予防する効果がある**．

①DPP[1)]（Diabetes Prevention Program）：米国で行われた境界型患者3,234人（平均BMI 34 kg/$m^2$）を対象に，生活習慣介入群，メトホルミン内服群，プラセボ群の3群に無作為に分け，糖尿病の発症抑制を検討した試験である．生活習慣介入群1,079人には，低エネルギー（1,200～1,800 kcal）・低脂肪食（脂肪摂取量25%以下）と，週に150分以上の速足運動を指導して，体重を7%以上減少させることを目標とした．プラセボ群1,082人にはメトホルミンのプラセボを投与し標準的な生活習慣指導を，メトホルミン内服群1,073人にはメトホルミン850～1,700 mg/日投与と標準的な生活習慣指導が行われた．4年間の介入により，プラセボ群に比べてメトホルミン内服群は31%，生活習慣介入群は58%，糖尿病の発症を有意に抑制できた（**図3-1-1**）．

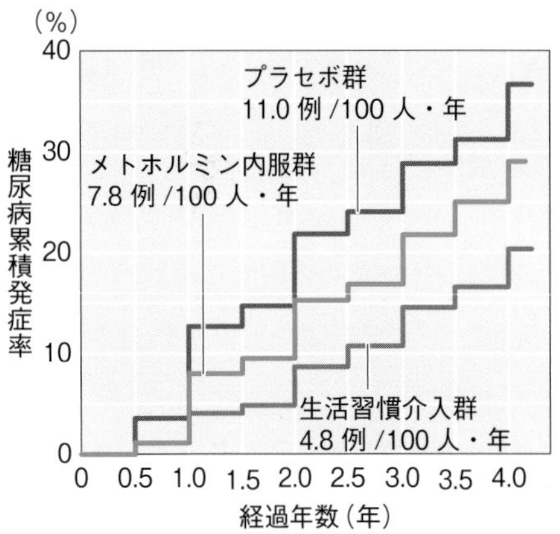


**図 3-1-1　DPP における糖尿病発症の抑制効果**
**積極的な生活習慣介入がもっとも効果的だった**
（Knowler WC, Barrett-Connor E, Fowler SE, et al：Reduction in the incidence of type2 diabetes with lifestyle intervention or metformin. N Engl J Med **346**：393-403, 2002 より引用改変）

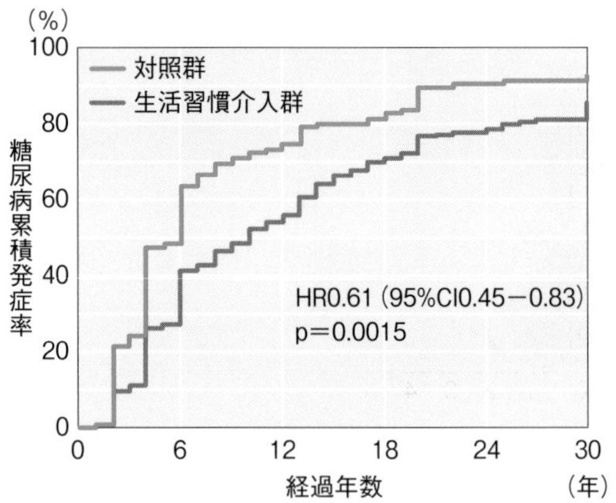


**図 3-1-2　Da Qing Diabetes Prevention Outcome Study における糖尿病発症の抑制効果**
**6 年間の積極的な生活習慣介入が終了した後も，24 年間糖尿病発症抑制の効果が持続した**
（Gong Q, Zhang P, Wang J et al：Morbidity and mortality after lifestyle intervention for people with impaired glucose tolerance：30-year results of the Da Qing Diabetes Prevention Outcome Study. Lancet Diabetes Endocrinol 7：452-461, 2019 より引用改変）

②DPPOS[2]（Diabetes Prevention Program Outcomes Study）：DPPの介入後追跡調査で，同意の得られた2,776人を対象とした．全例において生活習慣介入を実施し，メトホルミン内服群では投与が継続された．メトホルミン内服群926人，生活習慣介入群915人，プラセボ群935人，DPP試験開始からの15年間での糖尿病発症は，プラセボ群に比べ，メトホルミン内服群で18%，生活習慣介入群で27%低下した．

③Da Qing Diabetes Prevention Outcome Study[3]：中国で行われたDa Qing Diabetes Prevention Study〔境界型糖尿病患者576人（平均BMI 25.7 kg/m$^2$）を対象に，生活習慣介入群438人（食事療法群148人，運動療法群155人，食事療法＋運動療法群135人），対照群138人に無作為に分け6年間介入し，糖尿病の発症抑制を検討した試験〕の介入後追跡調査である．介入開始30年後の解析対象は540人（生活習慣介入群405人，対照群135人）で，30年間での糖尿病発症は対照群に比べ生活習慣介入群で39%低下した（**図3-1-2**）．

その他，対象人数は少ないが，日本人を対象とした介入研究でも生活習慣介入により境界型からの糖尿病発症抑制が報告されている．

### ●薬物介入で境界型からの 2 型糖尿病発症を予防する

2型糖尿病の発症抑制効果の検討を目的とした介入研究では，経口血糖降下薬のメトホルミン[1]，アカルボース，ボグリボース，ピオグリタゾンについては糖尿病発症抑制効果が報告されている． 2型糖尿病のリスクファクター（高血圧，脂質異常症，肥満，糖尿病の家族歴がある）を一つ以上有する境界型に対して，日本では

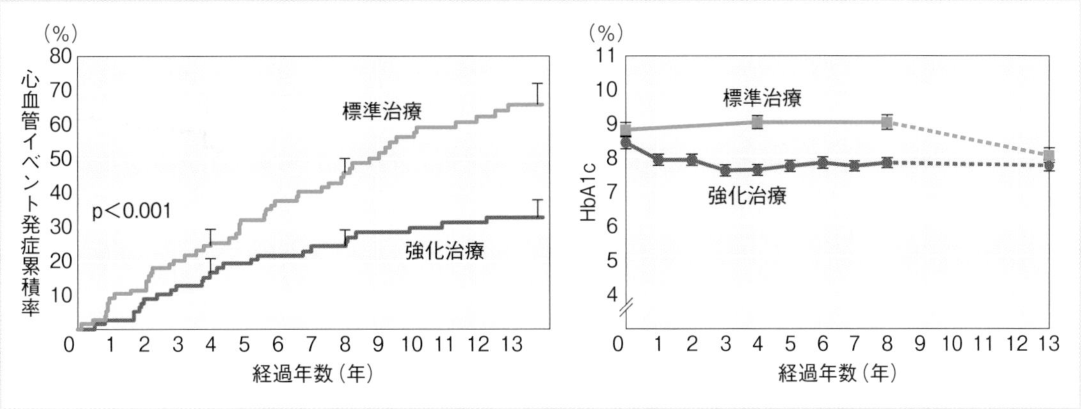


**図 3-2　2 型糖尿病患者への多因子介入の効果**
Steno-2 研究後，両群が 5.5 年標準的治療を受けた結果，血糖・血圧コントロールを含めほとんどのパラメータは両群間でほぼ同程度であったが，強化療法群は標準療法群に比し，心血管死が 57%，心血管イベントが 59%減少した
（Gaede P, Lund-Andersen H, Parving HH, et al：Effect of a multifactorial intervention on mortality in type 2 diabetes. N Engl J Med **358**：580-591, 2008 より引用）

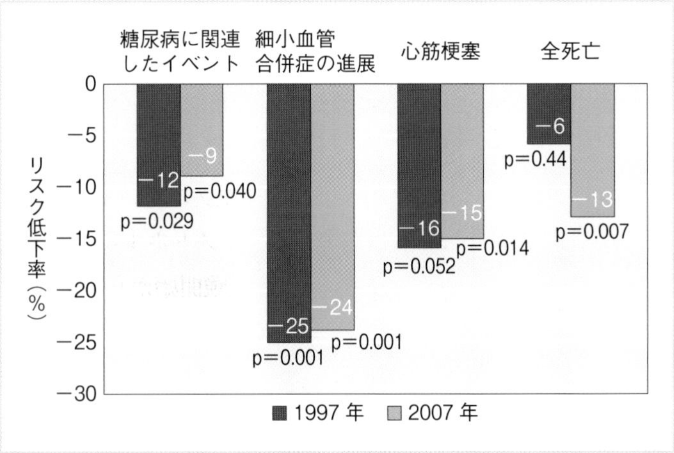


**図 3-3　早期の厳格な血糖管理と合併症抑制**
UKPDS 試験終了から 10 年後も，厳格な血糖コントロールによる細小血管リスク低下は持続し，さらに心筋梗塞および全死亡のリスク低下も認められた
（Holman RR, Paul SK, Bethel MA, et al：10-year follow-up of intensive glucose control in type 2 diabetes. N Engl J Med **359**：1577-1589, 2008 および UK Prospective Diabetes Study（UKPDS）Group：Intensive blood-glucose control with sulphonylureas or insulin compared with conventional treatment and risk of complications in patients with type 2 diabetes（UKPDS 33）. Lancet **352**：837-853, 1998 より作図）

ボグリボースが保険適応となっている．

**●糖尿病からの合併症発症を抑制する**

多くの疫学的解析から，血糖コントロールが良好なほど，細小血管症あるいは大血管症の発症・進展のリスクが減少することは明らかである．Kumamoto Study[4)]でのHbA1c 6.9%未満であれば細小血管症の発症・進展はほぼ抑制できるというエビデンスから，多くの患者には細小血管症予防の観点からHbA1cの目標値を7.0%未満とする．対応する血糖値としては，空腹時血糖値130 mg/dL未満，食後2時間血糖値180 mg/dL未満をおおよその目安とする．

UKPDS35[5)]では，HbA1c値1%減少により，糖尿病関連イベントの発症リスクが21%，糖尿病関連死が21%，心筋梗塞が14%，細小血管症が37%減少した．

Steno-2研究[★3]の経過観察スタディ（**図 3-2**）[6)]，UKPDS80（**図 3-3**）[7,8)]におい

★3：Steno-2 研究
微量アルブミン尿を呈する 2 型糖尿病患者に対し，国内のガイドラインに従った標準治療群とより厳格な治療目標をめざしガイドラインに従った治療チームによる行動療法，血糖，血圧，脂質に対する多剤併用療法を行った強化治療群を比較．腎症，網膜症，自律神経障害の進展がそれぞれ73%，55%，68%抑制されることを示した．

ては，治療初期の厳格な血糖コントロールが細小血管障害のみならず，心筋梗塞などの大血管障害を抑制することが報告され，遺産効果（legacy effect）とよばれている．つまり，**発症早期から厳格な血糖コントロールを行うこと，血圧，脂質，喫煙など多因子への積極的な介入を行うことが重要である**．

## 実践へどう活かすか？

肥満は2型糖尿病発症と強く関連し，アジア人ではBMI 22〜25 kg/m$^2$でも2型糖尿病発症リスクが増加する．BMIとともに，ウエスト周囲長やウエストヒップ比は糖尿病のリスクファクターである．

肥満のある糖尿病患者では，生活習慣の改善により少しでも肥満を解消することが重要である．肥満の原因は個人によりさまざまであり，生活環境，食習慣，運動習慣，精神的要因などの面から分析し，是正できるものを見出し，減量に対する動機付けを行う．体重コントロールの目標はBMI 22 kg/m$^2$が目安となりうるが，望ましい体重は患者の年齢や病態などによって異なることを考慮し，目標体重の個別化を図ることが必要である．目標体重への減量がむずかしい場合には，**当面は現体重の約5％前後の減量が適当と考えられる**．

総エネルギー摂取量の適正化を中心とした食事の是正，食物繊維や全粒穀類（未精製穀類）の摂取は糖尿病発症リスクを低下させるために重要である．

［鈴木裕美，曽根博仁］

### ●参考文献


1）Knowler WC, Barrett-Connor E, Fowler SE, et al：Reduction in the incidence of type2 diabetes with lifestyle intervention or metformin. N Engl J Med **346**：393-403, 2002.

2）Nathan DM, Barrett-Connor E, Crandall JP, et al：Long-term Effects of Lifestyle Intervention or Metformin on Diabetes Development and Microvascular Complications：the DPP Outcomes Study. Lancet Diabetes Endocrinol **3**：866-875, 2015.

3）Gong Q, Zhang P, Wang J et al：Morbidity and mortality after lifestyle intervention for people with impaired glucose tolerance：30-year results of the Da Qing Diabetes Prevention Outcome Study. Lancet Diabetes Endocrinol **7**：452-461, 2019.

4）Ohkubo Y, Kishikawa H, Araki E, et al：Intensive insulin therapy prevents the progression of diabetic microvascular complications in Japanese patients with non-insulin-dependent diabetes mellitus：a randomized prospective 6-year study. Diabetes Res Clin Pract **28**：103-117, 1995.

5）Stratton IM, Adler AI, Neil HA, et al：Association of glycaemia with macrovascular and microvascular complications of type 2 diabetes（UKPDS35）：prospective observational study. BMJ **321**：405-412, 2000.

6）Gaede P, Lund-Andersen H, Parving HH, et al：Effect of a multifactorial intervention on mortality in type 2 diabetes. N Engl J Med **358**：580-591, 2008.

7）Holman RR, Paul SK, Bethel MA, et al：10-year follow-up of intensive glucose control in type 2 diabetes. N Engl J Med **359**：1577-1589, 2008.

8）UK Prospective Diabetes Study（UKPDS）Group：Intensive blood-glucose control with sulphonylureas or insulin compared with conventional treatment and risk of complications in patients with type 2 diabetes（UKPDS 33）. Lancet **352**：837-853, 1998.

## Q-4 「糖尿病診療ガイドライン」とは別に，「高齢者糖尿病診療ガイドライン」がありますが，それはどのようなものでしょうか？

A-4 エビデンスに基づく糖尿病診療全般の推進と均てん化を目的として，「糖尿病診療ガイドライン 2019」が示されている．とくに高齢者糖尿病に関しては，「高齢者糖尿病診療ガイドライン 2017」が示されており，低血糖や著しい高血糖になりやすい，認知症や ADL 低下などの老年症候群をきたしやすいといった高齢者糖尿病の特徴を考慮し，安全かつ有効な糖尿病治療を行うことで，合併症の予防だけでなく，心身機能や QOL を保つことを目的として治療の指針が記載されている．

項目としては，高齢者糖尿病の特徴，合併症の特徴，認知機能や身体機能の評価法，認知機能または身体機能と血糖コントロールとの関係，血糖コントロール目標，食事・運動・薬物療法，低血糖やシックデイの対策，介護施設やエンドオブライフにおける糖尿病の治療などが含まれている．

とくに食事療法に関して高齢者では低栄養になりやすいことから，低栄養または過栄養の評価法，栄養成分と認知機能やサルコペニアとの関連，エネルギー摂取量，たんぱく質，緑黄色野菜，食塩の摂取のあり方について記載されている．

### その背景は？

わが国は超高齢社会を迎え，認知症や身体機能低下を合併した高齢者糖尿病が増加している．こうした患者の一部は糖尿病のセルフケアができず，社会的問題となっている．

高齢者糖尿病では，認知機能障害，うつ，サルコペニア，フレイル，転倒，尿失禁，低栄養などの老年症候群が起こりやすい[1]．また，高齢者では重症低血糖が起こりやすく，重症低血糖によって認知症，フレイル，ADL低下，転倒，QOL低下などの老年症候群をきたしうる．

したがって，**高齢者糖尿病の治療では合併症を予防するだけでなく，こうした老年症候群の悪化を防ぐような治療が求められる**．すなわち，適切な血糖コントロールを行い，食事・運動療法によって認知機能や身体機能を保ち，QOLの維持・向上を図ることが大切である．

そこで，高齢者糖尿病の診療を向上させるため日本糖尿病学会と日本老年医学会の合同委員会がつくられ，まず「高齢者糖尿病の血糖コントロール目標（HbA1c値）」が発表され，2017年5月に「高齢者糖尿病診療ガイドライン2017」が公表された[2]．

高齢者糖尿病では低栄養が起こりやすいので，過栄養だけでなく，低栄養に注意を払う必要がある．高齢者における低栄養は，死亡，入院中の合併症発症，施設入所，再入院のリスクとなっている．新しい「高齢者糖尿病診療ガイドライン2017」では食事療法に関して，低栄養または過栄養の評価法，栄養成分と認知機能との関連，エネルギー摂取量，たんぱく質，緑黄色野菜，食塩の摂取のあり方などについての記載が加わっている．

## そのポイントは？　実践へどう活かすか？

### ●高齢者糖尿病の低栄養

**高齢者糖尿病では低栄養をきたしやすい**．スペインの高齢者糖尿病の入院患者1,090人（平均年齢78歳）の調査では，低栄養は21.2%，低栄養の「高リスク」患者は39.1%とみられている[4]．また，高齢者糖尿病の低栄養は基本的ADLの低下，握力低下，身体能力低下，QOL低下，在院日数延長，在宅復帰率の減少，および死亡率の増加につながる[3,4]．

高齢者の低栄養の評価法としては主観的包括的評価（SGA：Subjective Global Assessment）★1，MNA（Mini Nutritional Assessment），MNA-SF（Mini Nutritional Assessment Short Form），MUST（Malnutrition Universal Screening Tool）などがある．SGAは過去6カ月間の体重減少の他，食物摂取量の変化，2週間以上の持続する消化器症状，機能状態，代謝ストレスの程度を評価する．MNAは，体重減少の他に食物摂取量の減少，運動能力，精神的ストレスまたは急性疾患，神経・精神的問題，BMIからなる6つのスクリーニング項目と，内服薬，皮膚潰瘍，食事や水分の摂取状態，上腕周囲長，ふくらはぎの周囲長から点数化して評価する．MUSTはBMI18.5以下，3〜6カ月の5〜10%の意図しない体重減少，5日以上の栄養摂取不足をきたしうる急性疾患の3項目を評価する．これらすべてに共通する項目は体重減少であり，6カ月間で5%の体重減少があれば中等度の低栄養であるといえる．

★1：主観的包括的評価（SGA：Subjective Global Assessment）p.137，**表 30-1** 参照

**高齢者では意図しない体重減少と食事摂取量の減少がある場合，低栄養を疑う．**

意図しない体重減少がある場合には，エネルギー摂取不足，活動量の増加，著しい高血糖，悪性疾患，感染症，慢性関節リウマチ，甲状腺機能亢進症，歯の問題などを考慮し，精査を行う．とくに糖尿病では癌になりやすく，なかでも膵臓癌，肝臓癌，大腸癌，肺癌などの合併に注意する．また，食事摂取量の減少をともなう体重減少を認める場合，うつ病を鑑別する必要がある．高齢者うつ病では気分障害が目立たず，体重減少，全身倦怠感，疼痛などの身体症状が前面に出ることも少なくない．家に閉じこもりがちとなり，周囲への興味，関心がなくなることもうつ病の症状として注意する必要がある．

体重減少がある場合には身体組成を評価する必要がある．体重が減ることはかならずしも体脂肪だけが減ることにはならず，骨格筋量が減り，サルコペニアをきた

す場合もある．筋肉量はBIA（Bio Impedance Analysis）法やDXA（Dual-energy X-ray Absorption）法で測定できる．

### ●たんぱく質の摂取とサルコペニア

**高齢者糖尿病ではたんぱく質の摂取不足によるサルコペニアやフレイルの発症に注意する**．高齢者のたんぱく質の摂取量が多い群（平均たんぱく質摂取量：1.2 g/kg体重）ほど3年後の除脂肪体重の低下率は少ないという報告がある[5]．わが国の高齢者2,108人の横断調査でも，動物性たんぱく質や植物性たんぱく質を問わず，高たんぱく質（70 g/日以上）のほうがフレイルの頻度が低い[6]．

また，基礎的な検討から高齢者のたんぱく質の摂取は，筋肉を維持するためには0.8 kg/kg体重/日では不十分で1.0 g/kg体重/日が必要であることが明らかとなってきた．

したがって，ESPENのexpert groupは，健康な高齢者のたんぱく質は少なくとも1.0〜1.2 g/kg体重/日以上摂取することを推奨している[7]．また，疾患があり，低栄養または低栄養のリスクがある高齢者のたんぱく質摂取は，さらに多い量の1.2〜1.5 g/kg体重/日を推奨している．

たんぱく質の摂取が大切なのは，たんぱく質の中のアミノ酸であるロイシンが筋肉のたんぱく質合成に働くからである．ロイシンは，肉類だけでなく，魚，乳製品，鶏卵，大豆製品にも多く含まれるので，さまざまなたんぱく質をバランスよくとるようすすめることが大切である．

### ●たんぱく質の摂取と腎機能

高齢者の疫学調査ではたんぱく質摂取と腎機能との関連は明らかではない．Nurse's Health Studyでは高齢者のたんぱく質の摂取とeGFR低下との関連はみられなかった[8]．また，Cardiovascular Health Studyの追跡調査でもたんぱく質摂取量とシスタチンCから求めたeGFRcys低下との関連は認められなかった[9]．

一方，高齢者糖尿病において，たんぱく質制限が腎機能悪化を予防できるかについての報告は一致していない．13のRCT研究のメタ解析ではたんぱく質制限がeGFR低下を抑制した[10]が，高齢者の研究は2件のみである．また，進行したCKDを合併した糖尿病患者のたんぱく質制限は腎機能の悪化を抑制したという報告もある[11]．一方，顕性アルブミン尿がない2型糖尿病患者6,213人（平均年齢65歳）の追跡調査でもたんぱく質摂取のもっとも低い群（中央値0.36 g/kg/日）では，もっとも高い群（中央値0.96 g/kg/日）と比較して，CKDのリスクがむしろ増加した[12]．MDRD trialではたんぱく質制限の群では死亡率の増加がみられた[13]．腎症4期においては高リン血症も合併することが多いので，たんぱく質制限が有効である場合もある．

したがって，eGFR 30 mL/分/1.73 $m^2$ 未満の糖尿病腎症4期においては適度なたんぱく質の制限（0.6〜0.8 g/kg/日）が推奨される．この場合も，たんぱく質の制限はサルコペニア，フレイルの悪化や低栄養につながることがあるので注意す

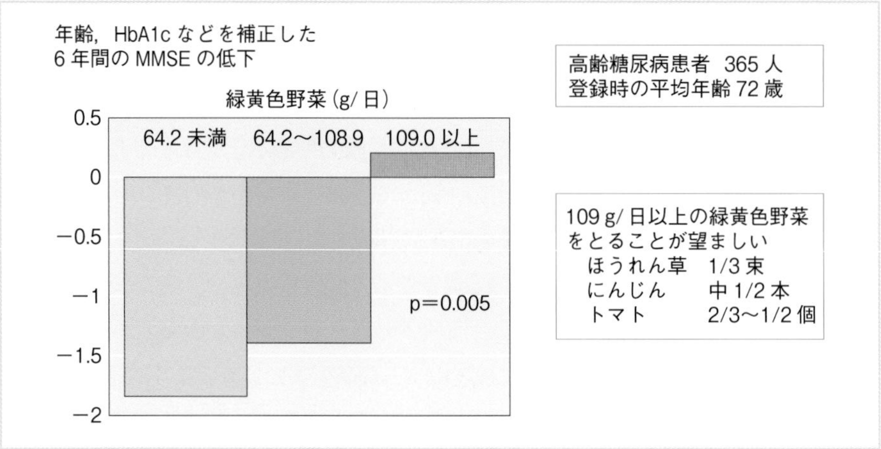


**図 4-1　緑黄色野菜の摂取と認知機能の関係（J-EDIT）**
**高齢糖尿病患者（男性）の緑黄色野菜の摂取低下は認知機能の低下につながる**
（Araki A, Yoshimura Y, Sakurai T, et al：Low intakes of carotene, vitamin B2, pantothenate and calcium predict cognitive decline among elderly patients with diabetes mellitus：The Japanese Elderly Diabetes Intervention Trial. Geriatr Gerontol Int 17：1168-1175, 2017 より）

る．また，高齢者ではたんぱく質制限のアドヒアランスが不良であることが多い点にも注意する．認知機能，ADL，サルコペニア，フレイル，QOL，栄養状態，社会サポートなどを総合的に評価することで，適応となる高齢者を選択し，たんぱく質調整食品を活用しながらたんぱく質制限を行うことが大切である．

### ●ビタミン，ミネラル，緑黄色野菜の摂取

**高齢者糖尿病における緑黄色野菜の十分な摂取は，血糖や中性脂肪値のコントロールや認知機能の維持に大切である**．J-EDIT研究では，全野菜摂取量が150 g/日以上でHbA1cが良好となり，200 g/日以上で血清中性脂肪が良好な値となった[14]．一方，緑黄色野菜摂取がもっとも少ない群（40 g未満）でHbA1cがより高値となった．

一般の高齢者におけるビタミンB群（$B_1$，$B_2$，$B_6$，$B_{12}$，葉酸），ビタミンA，C，D，Eの摂取低下は認知機能低下と関連する[15]．J-EDIT研究では，高齢糖尿病患者のビタミン$B_2$，パントテン酸，ビタミンA（カロテン），緑黄色野菜の摂取が不足すると6年間におけるMMSE（Mini Mental State Examination）低下を起こしやすく，認知機能を維持するためには109 g/日以上の緑黄色野菜をとることが必要であった（**図4-1**）[16]．また，後期高齢者では，野菜や魚の摂取が多い“健康食事パターン”は，肉や脂肪の摂取が多い“脂質の多い食事パターン”と比べて死亡が少ないという結果が得られている[17]．

### ●食塩の摂取

高齢者においても減塩は血圧を改善する．高齢者を含む糖尿病患者を対象としたJDCS研究では，ナトリウム摂取量の低下は心血管疾患発症の減少と関連した[18]．

高齢者糖尿病では心不全，腎不全を合併していることが多いので，減塩が必要な

場合も多い．しかしながら，高齢者では認知機能低下などにより，減塩の実施が困難な場合も少なくない．また，エビデンスはないが，減塩指導の強化によって食事摂取量が減少し，低栄養をきたす場合もある．したがって，高齢者糖尿病では低栄養やQOL低下などをきたさないよう配慮しながら，適切な減塩を行う．

### ●高齢者総合機能評価としての栄養評価

高齢者糖尿病の低栄養は認知機能低下，身体機能低下（サルコペニア，フレイル），心理状態の悪化と関連するので，心身の機能を評価する必要がある．また，高齢者の食事療法は，いかにアドヒアランスを高めるかが重要である．心身の機能低下がある場合には社会サポートや家族サポートを確保しながら，低栄養にならないように注意し，食事療法のアドヒアランスを高める必要がある．

**メタボ対策の食事療法を行うのか，フレイル対策の食事療法を行うかを判断するには，高齢者総合機能評価（CGA：Comprehensive Geriatric Assessment）が有用である**．CGAは高齢者の身体機能（ADL，フレイルを含む），認知機能，心理状態，栄養状態，薬剤，社会・経済状況の6つの領域を多職種で評価し，その評価に基づいて対策を立てる老年医学の手法である．栄養評価はCGAの一環として行うべきであり，その評価によって食事内容を決定することができる．**CGAによって低栄養，サルコペニア，またはフレイルがあることがわかった場合には，食事療法においてもメタボ対策からフレイル対策へとギアチェンジを行うことが必要である**．

［荒木　厚］

### ●参考文献


1）Araki A, Ito H：Diabetes mellitus and geriatric syndromes. Geriatr Gerontol Int **9**：105-114, 2009.

2）日本老年医学会，日本糖尿病学会編・著：高齢者糖尿病診療ガイドライン2017．南江堂，2017．

3）Sanz París A, García JM, Gómez-Candela C, et al：Malnutrition prevalence in hospitalized elderly diabetic patients. Nutr Hosp **28**：592-599, 2013.

4）Alfonso-Rosa RM, Del Pozo-Cruz B, Del Pozo-Cruz J, et al：The relationship between nutritional status, functional capacity, and health-related quality of life in older adults with type 2 diabetes：a pilot explanatory study. J Nutr Health Aging **17**：315-321, 2013.

5）Houston DK, Nicklas BJ, Ding J, et al：Dietary protein intake is associated with lean mass change in older, community-dwelling adults：the Health, Aging, and Body Composition（Health ABC）Study. Am J Clin Nutr **87**：150-155, 2008.

6）Kobayashi S, Asakura K, Suga H, et al：High protein intake is associated with low prevalence of frailty among old Japanese women：a multicenter cross-sectional study. Nutr J **12**：164, 2013.

7）Deutz NE, Bauer JM, Barazzoni R, et al：Protein intake and exercise for optimal muscle function with aging：recommendations from the ESPEN Expert Group. Clin Nutr **33**：929-936, 2014.

8）Knight EL, Stampfer MJ, Hankinson SE, et al：The impact of protein intake on renal function decline in women with normal renal function or mild renal insufficiency. Ann Intern Med **138**：460-467, 2003.

9）Beasley JM, Katz R, Shlipak M, et al：Dietary protein intake and change in estimated GFR in the Cardiovascular Health Study. Nutrition **30**：794-799, 2014.

10）Nezu U, Kamiyama H, Kondo Y, et al：Effect of low-protein diet on kidney function in diabetic nephropathy：meta-analysis of randomised controlled trials. BMJ Open **3**, 2013.

11）Giordano M, Ciarambino T, Castellino P, et al：Long-term effects of moderate protein diet on renal function and low-grade inflammation in older adults with type 2 diabetes and chronic kidney disease. Nutrition **30**：1045-1049, 2014.

12）Dunkler D, Dehghan M, Teo KK, et al：Diet and kidney disease in high-risk individuals with type 2 diabetes mellitus. JAMA Intern Med **173** : 1682-1692, 2013.

13) Menon V, Kopple JD, Wang X, et al : Effect of a very low-protein diet on outcomes : long-term follow-up of the Modification of Diet in Renal Disease (MDRD) Study. Am J Kidney Dis **53** : 208-217, 2009.

14) Takahashi K, Kamada C, Yoshimura H, et al : Effects of total and green vegetable intakes on glycated A1c and triglycerides in elderly patients with type 2 diabetes mellitus : the Japanese Elderly Intervention Trial. Geriatr Gerontol Int **12** (Suppl. 1) : 50-58, 2012.

15) Gillette Guyonnet S, Abellan Van Kan G, Andrieu S, et al : IANA task force on nutrition and cognitive decline with aging. J Nutr Health Aging **11** : 132-152, 2007.

16) Araki A, Yoshimura Y, Sakurai T, et al : Low intakes of carotene, vitamin B2, pantothenate and calcium predict cognitive decline among elderly patients with diabetes mellitus : The Japanese Elderly Diabetes Intervention Trial. Geriatr Gerontol Int **17** : 1168-1175, 2017.

17) Iimuro S, Yoshimura Y, Umegaki H, et al : Dietary pattern and mortality in Japanese elderly patients with type 2 diabetes mellitus : does a vegetable- and fish-rich diet improve mortality? An explanatory study. Geriatr Gerontol Int **12** (Suppl. 1) : 59-67, 2012.

18) Horikawa C, Yoshimura Y, Kamada C, et al : Dietary sodium intake and incidence of diabetes complications in Japanese patients with type 2 diabetes : analysis of the Japan Diabetes Complications Study (JDCS). J Clin Endocrinol Metab **99** : 3635-3643, 2014.

# Q-5 成人の1型糖尿病と2型糖尿病の食事療法にはどのような違いがあるのでしょうか？

A-5 成人の2型糖尿病では肥満をともなう場合が多く，身体活動量に合わせて総エネルギー摂取量を適正な量に設定し，体重の適正化をはかる．肥満をともなう場合，現在の体重の5%の減量をまず目標とする．一方，成人の1型糖尿病は1日の血糖変動に合わせてインスリン投与量を調節することに重点が置かれる．1型糖尿病は，過食や運動不足で糖尿病になったわけではなく，インスリンが欠乏状態になって糖尿病になったのだから，基本的にはいままでの食事に合わせてインスリンを注射することとなる．そのため各栄養素（炭水化物・たんぱく質・脂質）の摂取後の血糖への寄与度をよく把握することが重要である．1型糖尿病の栄養指導では「カーボカウント」[★1]の考え方が有効な場合がある．

★1：カーボカウント
Q12(p.49)，Q13(p.54)
参照

## それはなぜか？

糖尿病での食事療法は，いまある病態を改善し，継続できることが望まれる．個々の生活習慣や嗜好に合わせて，適切な指導を行うことが重要となる．2013年の「日本人の糖尿病の食事療法に関する日本糖尿病学会の提言」では，炭水化物を50～60%，たんぱく質を20%以下とし，残りを脂質とするとしていたが，「糖尿病診療ガイドライン2019」では数値目標を外し，個別化に向けた対応を促している．従来の数値目標を目安としつつ，柔軟に対応していくことが求められる．

食事指導は糖尿病の発症早期から始め，その指導回数を重ねることで血糖の改善につながるとされており，メタアナリシスでも管理栄養士が行う食事指導が血糖改善に有効であるとする研究報告もある[1)]．

現代の日本では，食習慣が多様化し，「食品交換表」のみでの一律な説明では対応しきれなくなっている．どの病態であっても食事療法の原則に変わりはないが，1型糖尿病の食事療法ではインスリン注射と食事がうまく合うようにすることに重点が置かれ，一方2型糖尿病の食事療法では標準体重を保ちながら日常生活ができる適正な量の食事を守ること（エネルギーの制限）に重点が置かれている．**1型糖尿病の治療の基本はあくまでインスリン療法であり，食事療法の主目的はエネルギーの制限ではなく血糖値の管理である**．1型糖尿病の栄養指導を考えるとき，「カーボカウント」の考え方が有効な場合がある．

## エビデンスは？

**各栄養素について推定必要量の規定はあるが，炭水化物，たんぱく質，脂質の適**

**正比率を決定する十分なエビデンスに乏しいのが現状である**．そのため，三大栄養素のバランスの目安は健常人の平均摂取量に基づいている．

炭水化物摂取量と糖尿病の発症リスク，血糖コントロールとの関連性は確認されていない．1日の炭水化物摂取量を100g以下とする炭水化物制限が，肥満の改善に有効とする研究結果から，糖尿病治療での炭水化物制限の有効性が注目された．しかし，その後のメタ分析では，炭水化物制限の体重減少効果は1年以内の限定的なものであった[2]．炭水化物制限では総エネルギーも減少しており，炭水化物制限のみで体重減少効果がもたらされたとは結論づけられないと思われる．以上により，**総エネルギー摂取量を制限しないで，炭水化物のみを制限することは，長期的な継続性や安全性を保証するエビデンスに乏しく，現時点では積極的にはすすめられないと思われる**．

たんぱく質に関しては，過量のたんぱく質の摂取が腎障害を増悪させる可能性がいわれてきたが，たんぱく質の摂取量増加が，糖尿病腎症の発症リスクとなる根拠は認められていない．しかし，20%を超えるたんぱく質の摂取は，糖尿病発症リスクや動脈硬化性疾患による総死亡率を増加させる可能性がいわれており，日本糖尿病学会による「糖尿病治療ガイド2020-2021」では，たんぱく質の摂取量を20%以下としている[3]．

脂質に関しては，糖尿病患者においても，「日本人の食事摂取基準（2020年版）」に推奨されているように，脂質20～30%，（18歳以上で）飽和脂肪酸7%以下と考えてよいと思われる[4]．しかし，動脈硬化性疾患の予防のために示されている25%を上回る場合には，飽和脂肪酸を減らし，多価不飽和脂肪酸を増やすなど，脂肪酸組成に注意する必要がある．

1型糖尿病ではカーボカウントを取り入れることで，食事の自由度が増したり，血糖管理が容易になることが期待される．1990年代に1型糖尿病患者を対象に行われたDCCT（Diabetes Control and Complications Trial）[5]の研究成果が報告されて以来，食事療法の中でカーボカウントを用いた指導も行われるようになってきている[6]．カーボカウントには「基礎カーボカウント」と「応用カーボカウント」の2つがある．「基礎カーボカウント」では，食品に含まれる栄養素と食後の血糖値への影響を考えたうえで，炭水化物量（厳密には糖質量）を正しく調整して食後の血糖値の変化を推定する．**血糖値の変化には，食事だけではなく，薬剤（経口薬やインスリン），身体活動度が影響することも考慮する**．また，「応用カーボカウント」は，食事で摂取する糖質量に応じてインスリン投与量を調整する．食事指導に「応用カーボカウント」を上手に取り入れることは，1型糖尿病患者の血糖コントロールに有用といわれている[7]．

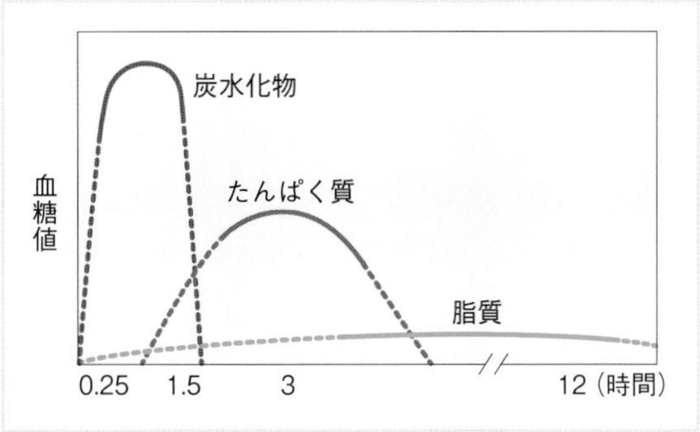


図 5-1　各栄養素による血糖上昇への影響

## 実践へどう活かすか？

### ● 2 型糖尿病の栄養指導

2型糖尿病の食事療法の目標は，総エネルギー摂取量を適正な量に設定し，全身の良好な代謝状態を維持することである．「糖尿病診療ガイドライン2019」では，年齢を考慮した目標体重の目安に，身体活動レベルと病態によるエネルギー係数を乗じて，総エネルギー摂取量の目安[★2]を設定することを示している[8]．

★2：総エネルギー摂取量の目安
p.37，**表 9-1** 参照

体重の減少には総エネルギー摂取量の制限が有効だが，前述のように特定の栄養素の制限が効果的というエビデンスはなく，栄養素のバランスは個別化が望ましい[8]．過去の体重歴や現在のBMIも考慮し，目標体重を設定する．とくに，**肥満をともなう2型糖尿病では，現在の体重の5%の体重減少をまず目標とすることが適当とされる**．その根拠としては，5%の体重低下はHbA1cの有意な改善に寄与するという米国での検討がある[9]．また，日本人の検討でもBMI 20〜25で総死亡率がもっとも低かったという研究もあり，65歳未満では目標BMIは22を目安とするのがよいと思われる[10]．食事療法を進める中で，病態の改善状態や患者個々の実効性などを勘案しながら，適宜変更していく．

### ● 1 型糖尿病の栄養指導

1型糖尿病の食事療法においても，個別性を考慮して総エネルギー摂取量や栄養素バランスを設定することに変わりはない．しかし，各栄養素が摂取後の血糖に与える影響が異なることに，より注意を要する（**図 5-1**）．炭水化物は食後2時間ぐらいまでの血糖上昇に影響する．この**炭水化物の血糖上昇と，超速効型インスリンの作用時間，効果はおおむね一致する**（**図 5-2**）．一方，たんぱく質は食後2.5〜5時間の血糖値に影響する．これはアミノ酸を基質とした糖新生によるグルコース産生によるとされる[11]．脂質が多い食事を摂取したときは，食後7時間以上にわたり緩徐に血糖が上昇する．これは食後に遊離脂肪酸の血中濃度が高くなり，インスリンの感受性が低下する可能性がいわれている．これらをふまえて，患者ごとに日常よ

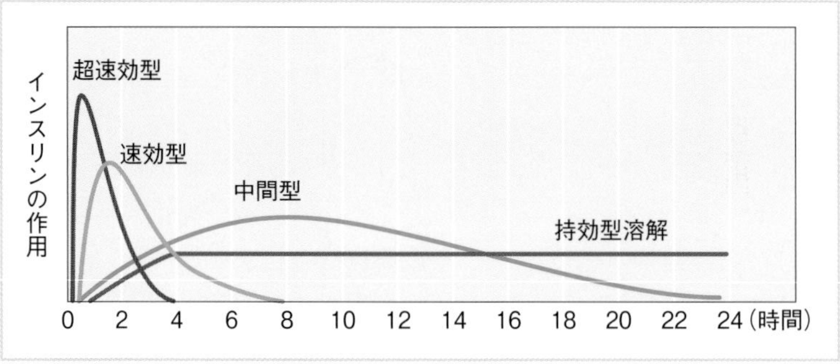


図 5-2　各種インスリンの作用時間の特徴

く摂取する食事内容を聴取し，医師の設定したインスリン量を考慮しながら，指導を行っていくこととなる．

［金子正儀，曽根博仁］

●参考文献

1) Pastor JG, Warshaw H, Daly A, et al：The evidence for the effectiveness of medical nutrition therapy in diabetes management. Diabetes Care **25**：608-613, 2002.
2) Nordmann AJ, Nordmann A, Bucher HC, et al：Effects of low-carbohydrate vs low-fat diets on weight loss and cardiovascular risk factors：a meta-analysis of randomized controlled trials. Arch Intern Med **166**：285-293, 2006.
3) 日本糖尿病学会編・著：糖尿病治療ガイド2020-2021．文光堂，2020.
4) 厚生労働省：「日本人の食事摂取基準（2020年版）」策定検討会報告書．2019.
5) Diabetes Control and Complications Trial Research Group：The effect of intensive treatment of diabetes on the development and progression of long-term complications in insulin-dependent diabetes mellitus. N Engl J Med **329**：977-986, 1993.
6) 広瀬正和：日本人小児1型糖尿病患者におけるカーボカウント法の有用性の検討．糖尿病 **50**：731-738, 2007.
7) Gunn D, Mansell P：Glycaemic control and weight 7 years after Dose Adjustment For Normal Eating (DAFNE) structured education in Type 1 diabetes. Diabet Med **29**：807-812, 2012.
8) 日本糖尿病学会編・著：糖尿病診療ガイドライン2019．南江堂，2019.
9) American Diabetes Association：3. Foundations of Care and Comprehensive Medical Evaluation. Diabetes Care **39** Suppl1：S23-S35, 2016.
10) Tanaka S, Sone H, Iimuro S, et al：Body mass index and mortality among Japanese patients with type 2 diabetes：pooled analysis of the Japan diabetes complications study and the Japanese elderly diabetes intervention trial. J Clin Endocrinol Metab **99**：E2692-E2696, 2014.
11) Peters AL, Davidson MB：Protein and fat effects on glucose responses and insulin requirements in subjects with insulin-dependent diabetes mellitus. Am J Clin Nutr **58**：555-560, 1993.

# Q-6 時間栄養学を糖尿病の食事療法に取り入れることはできますか？　体内時計や摂食時刻を考慮した効果的な食事療法のポイントを教えてください．

A-6 可能であると思われる．2 型糖尿病の食事療法において，体内時計に関連する 3 つの事項について考える．①1 日 3 食を規則正しく食べる．②朝食欠食を避け，夜 9 時以降となる遅い夕食をとらないようにする．③炭水化物の割合を 50〜60%にする．これらの事項について，**時間生物学的および時間栄養学的**[★1]な視点で以下をすすめる．Ⓐ1 日 3 食を，ほぼ毎日同じ時間にとる．Ⓑ朝食欠食を避け，夕食は夜 9 時以降にならないようにし，朝食後 10〜12 時間以内に最後の食事を終了する．Ⓒ1 日量を一定にした場合，夕食に比べ朝食に比重を置いた食事をすすめる．朝食の内容としては脂質・たんぱく質（ホエイ）が多めの食事を推奨する．Ⓓ朝型は夜型[★2]に比較して血糖コントロールがよいので，朝型をすすめる．Ⓔカフェイン飲料の夕方以降の摂取はすすめない．Ⓕ糖尿病は体内時計に異常をきたし，逆にリズム異常，不眠症，夜型は肥満，糖尿病の発症や悪化の要因となる．糖尿病を時間生物学的・時間栄養学的な視点でとらえる必要がある（**図 6-1**）．

★1：時間栄養学
体内時計と食・栄養との関連を調べる学問である．体内時計が栄養の吸収・代謝・排泄のプロセスにかかわるので，同じ栄養素や機能性食品でも摂取時刻で働きが異なる場合がある．一方で，食事が末梢体内時計をリセットするが，リセットにかかわる食事内容やタイミングを調べる．最近，体内時計と運動の関係を調べる，時間運動学も注目されている（Tahara & Shibata. J Pharmacol Sci, 2014）．

## それはなぜか？

**Ⓐの理由**：食事時間が末梢臓器の体内時計の位相を動かすことは，マウスの実験で広く知られている．ごく最近，健常人で，明暗環境を変えずに3食の食事時間だけを5時間後ろにずらすと，血糖上昇，インスリン分泌，時計遺伝子発現のいずれのリズムも後退することがわかった．すなわち，2型糖尿病患者でも食事時間の変

★2：朝型─夜型
朝型─夜型質問紙のスコアで朝型，中間型，夜型に分類できる（Horne & Östberg. Int J Chronobiol, 1976）．*Clock* や *Per3* 遺伝子の SNPs（一塩基変異）と夜型が関連するなど，遺伝的に支配されたり，後天的に生活パターンで規定されたりする．朝型と夜型では生理反応が大きく異なるので，自分の型を知っておくことは重要である．

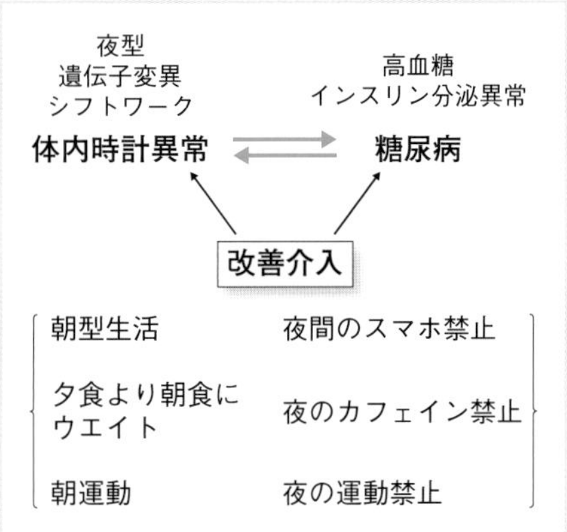


図 6-1　体内時計と糖尿病との関係と時間生物学的視点の介入改善法

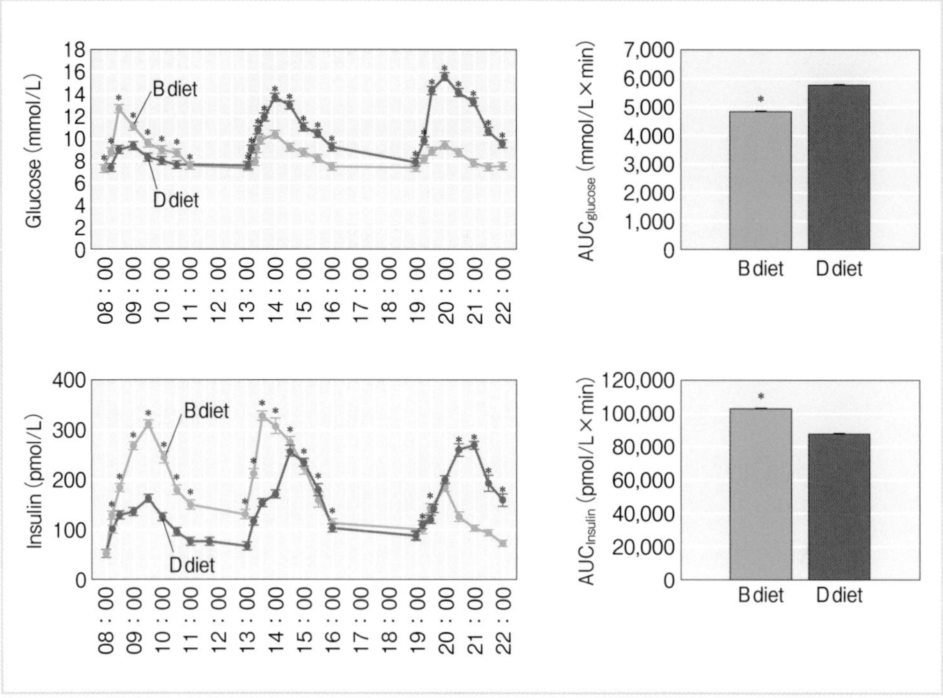


**図6-2　朝食多め（Bdiet）と夕食多め（Ddiet）のglucose，insulinの日内変動と，AUCの値　$^{*}p<0.05$**
（Jakubowicz D, Wainstein J, Ahrén B, et al：High-energy breakfast with low-energy dinner decreases overall daily hyperglycaemia in type 2 diabetic patients：a randomised clinical trial. Diabetologia **58**：912-919, 2015より改変）

更は，体内時計をずらす可能性が考えられる．

**Ⓑの理由**：**朝食欠食**は絶食時間が長くなるので，昼食時に高血糖になりやすく，昼食・夕食時に過食になりやすい．糖尿病患者に限らず朝食欠食は肥満のリスク要因である．朝食欠食では血中遊離脂肪酸が増大し，インスリンの効きを悪くする．夜遅い食事は，睡眠まで時間が空きにくくエネルギー代謝に使われにくいため，高血糖が続きやすく肥満の要因になる．夜遅い食事は体内時計を夜型化し，不眠を招き，糖尿病を悪化させる．ダラダラ食いは，摂食量も増え，夜食をとる機会が多くなり，血糖コントロールのリスクとなり夜型化を助長する．

**Ⓒの理由**：朝食時の血糖上昇は膵臓のインスリン分泌に高感度に反映されるので，血糖値がすみやかに戻る一方で，夕食の場合は高血糖が続きやすい．健常人でも，朝食が少なく夕食に比重を置いた食事をするとBMIが高くなる．したがって，朝食と夕食の比重を変えるのであれば，朝食に比重を置く（**図6-2**）．ホエイはGLP-1の分泌を通してインスリン分泌を高めるので，血糖上昇が緩やかになる．朝食時は血糖値が急速に上昇しやすいのでこれを緩和できる．

**Ⓓの理由**：不眠症の中には，睡眠相後退症のように，体内時計がかかわり，早く寝ようと思っても夜遅くならないと眠れないなど，完全に**夜型化**している場合がある．大規模調査において，夜型では2型糖尿病の発症リスクが増大する一方で，朝

型勤務の看護師では糖尿病の発症リスクが低下していたことから，夜型は糖尿病にはよくない．また，夜型の糖尿病患者は血糖値コントロールがうまくいかず，HbA1Cが高くなりやすい．

**Ⓔの理由**：2型糖尿病患者は，昼間の眠気が強く夜間の不眠も多い．昼間に覚醒を維持すれば夜間の睡眠も改善するので，眠気防止のために昼間にカフェインを摂取するのは理にかなっている．健常人の研究で，夜にカフェインを摂取した人は，体内時計の位相が後退することから，糖尿病患者でも，眠気防止といえども夕方から夜のカフェイン摂取は注意を要する．

**Ⓕの理由**：体内時計が，エネルギー代謝系にかかわる多くの遺伝子の発現調節を行っており，ゲノムワイド関連解析（GWAS）により朝型志向は*Per2*時計遺伝子の変異と関連し，肥満，不眠のリスクが低いことがわかっている．また，シフトワークや夜勤などリズム異常は糖尿病のリスクファクターになる．糖尿病マウス，糖尿病・妊娠糖尿病の患者はいずれも，末梢臓器の時計遺伝子発現リズムが異常である．

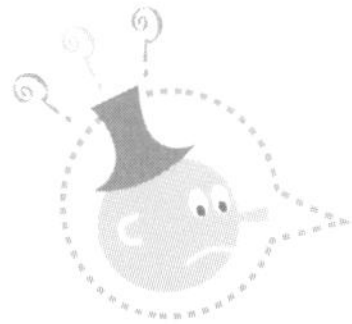

## エビデンスは？

**Ⓐのエビデンス**：18〜30歳の男性10人（BMIは20〜30 $kg/m^2$）に，一定の明暗環境下で朝・昼・夕食を5時間おきに与えるコンスタントルーティン下で，脂肪組織の時計遺伝子発現，血糖値・インスリンの日内変動を調べた[1)]．その後，食事時間のみ5時間遅らせ，6日後にふたたびコンスタントルーティン下でリズム指標を取った．その結果，血糖値・インスリン・脂肪の*Per2*，*Bmal1*遺伝子発現は，位相が1〜1.5時間後退した．一方，**中枢時計**[★3]の支配下のコルチコステロン・メラトニンのリズムは影響を受けなかった．すなわち，**末梢時計**が食事時間の後退でずれてしまい，視交叉上核の中枢時計と位相が合わないという時差ボケが起こることが証明された．

★3：中枢時計と末梢時計
時計遺伝子発現は，全身の細胞でみられる．脳の視交叉上核には中枢時計があり，他の脳組織や末梢臓器には末梢時計がある．中枢時計は光によりリセットを受け，末梢臓器は食事によるリセットを強く受ける．肝臓は代謝の要として時間軸の仕事をしている（Tahara & Shibata. Nature review gastroenterology and hepatology, 2016）．膵臓にも体内時計機構があり，インスリンの基礎分泌や感受性をコントロールしている（Rakshit, et al., Diabetes Obes Metab, 2015）．

**Ⓑのエビデンス**：朝食欠食と肥満のエビデンスはアジア人を含むシステマティックレビューで広く知られており，肥満のオッズ比は，1.7倍程度である．2型糖尿病で，朝食欠食者（22人）は，朝食摂食者（172人）に比較して，HbA1c（9.0% vs. 7.4%），BMI（40 $kg/m^2$ vs. 35.1 $kg/m^2$）が有意に高く，1日の総摂取エネルギー量に占める夕食の割合も有意に多かった（53% vs. 35%）[2)]．2型糖尿病患者で，朝食欠食後に昼食・夕食を与えると，昼食後のAUC（血中濃度―時間曲線下面積）0〜180評価での血中グルコース，遊離脂肪酸，グルカゴンが朝食摂食者と比較して37，41，15%増大し，逆にインスリン，GLP-1は17，19%低下する．夕食時でも同様となり，朝食欠食により昼食や夕食で，GLP-1の分泌およびインスリンの反応性が悪くなり（効き方が30分遅れる），その結果，食後血糖値が高くなる[3)]．

**Ⓒのエビデンス**：1日の食事量を一定にし，**朝食に比重を置いた食事**は，高度肥満者の肥満予防ができる．2型糖尿病患者の朝食に比重を置いた食事は夕食に比重

を置いた食事より，1日のAUC血糖値が低く，夜間の高血糖を防いだ．また，インスリン，GLP-1，CペプチドのAUCは大きくなり，朝食時の膵臓のインスリン分泌の高感受性を反映した（**図6-2**）[4]．さらに，脂質・たんぱく質が多めの朝食は，収縮期血圧を上げにくく，心血管障害に抑制的に働くとされる．2型糖尿病患者で，50 gのホエイたんぱく質摂取後の朝食摂食は，水摂取後に比較してインスリン，C-ペプチド，GLP-1を大きく分泌させ，血糖上昇を強く軽減した[5]．

**Ⓓのエビデンス**：47～59歳の韓国1,600人のデータで，夜型は朝型に比較して，発症のオッズ比が，糖尿病で1.73倍，メタボリックシンドロームで1.74倍，サルコペニアで3.16倍高かった[6]．194人の2型糖尿病患者を朝型，中間型，夜型に分けると，夜型は朝型に比較して，BMI（37.1 $kg/m^2$ vs. 34.8 $kg/m^2$），HbA1c（8.3% vs. 7.0%）と血糖コントロールが悪かった．また，夜型は，有意差をもって1日の総摂取エネルギー量に占める夕食の割合が多く（43% vs. 32%），時間帯も遅かった（19：20 vs. 18：25）[7]．

**Ⓔのエビデンス**：マウスの実験，および健常人の介入試験[8]で，夜遅い時間のカフェイン摂取は，末梢の体内時計位相やメラトニン分泌リズムの位相をそれぞれ3時間，1時間後退させることがわかった．

**Ⓕのエビデンス**：体内時計が，エネルギー代謝系の遺伝子の発現調節を行っており，リズム異常は糖尿病のリスクファクターになる．コホート研究で，体内時計が乱れるシフトワーク経験者は2型糖尿病のリスクが増大する．*Per3*遺伝子は4および5回の繰り返しアリル（対立遺伝子）があり，5回繰り返しのアリル保持者は2型糖尿病のリスクが高い．糖尿病・妊娠糖尿病の患者はいずれも[9]，白血球中の時計遺伝子***Per1*，*Per3*，*Bmal1***の発現リズムの振幅が低下しており，*Per1*，*Per3*遺伝子発現量とHbA1cレベルとに負の相関がみられる[★4]．つまり，体内時計と糖尿病は両方向に関係があるので，夜型化を避け体内時計を正常に保つことが重要である．

★4：人の体内時計測定法
人の体内時計を調べる方法の決め手はない．体温，自律神経活動，活動量，唾液中のメラトニンなどの測定である程度は類推できるが直接的ではない．直接的な方法として，白血球，髭の毛包細胞，皮下脂肪の時計遺伝子発現の測定がある．メラトニンは光の影響を受けやすく，脂肪組織のバイオプシーは日本では受け入れにくい．われわれは，侵襲性が低い髭からの時計遺伝子発現を指標としている（Takahashi. Scientific Reports, 2016）．

## 実践へどう活かすか？（図6-1）

食欲があり，どうしても多く食べたいときは，夕食側ではなく，朝食側をすすめる．体内時計の治療を行い，結果的に朝食欠食が起こらないようにする．とくに夜食を避けるように指導し，朝食から最後の食事までが少しでも10～12時間以内に近づくように指導する．また，1日3食をしっかりとれば，間食は減るはずである．カフェイン含量（コーヒー，日本茶，ソフトドリンク）の夜間摂取は避けるように指導し，デカフェコーヒーやデカフェ茶をすすめる．

**朝型—夜型**は遺伝的な影響もあるので，かならずしも生活リズム改善がうまくいかない場合もある．まずは，以下のウェブサイトに入り，朝型—夜型質問紙に答えてもらう（http://www.sleepmed.jp/q/meq/meq_form.php）．夜型の判定が出たら，以下のことを実践する．夜遅い時間帯食事をやめ，夜の食事のボリュームを減らす．また，夕食で血糖値，インスリン分泌を上げやすい食事は見直す．夜11時以降のスマホ，PCをやめる．夜遅い時間帯の運動を見直す．これらはすべて体内時計の夜型化を是正できる．［柴田重信］



## ●参考文献


1）Wehrens SMT, Christou S, Isherwood C, et al：Meal Timing Regulates the Human Circadian System. Curr Biol **27**：1768-1775, 2017.

2）Reutrakul S, Hood MM, Crowley SJ, et al：The relationship between breakfast skipping, chronotype, and glycemic control in type 2 diabetes. Chronobiol Int **31**：64-71, 2014.

3）Jakubowicz D, Wainstein J, Ahren B, et al：Fasting until noon triggers increased postprandial hyperglycemia and impaired insulin response after lunch and dinner in individuals with type 2 diabetes：a randomized clinical trial. Diabetes Care **38**：1820-1826, 2015.

4）Jakubowicz D, Wainstein J, Ahrén B, et al：High-energy breakfast with low-energy dinner decreases overall daily hyperglycaemia in type 2 diabetic patients：a randomised clinical trial. Diabetologia **58**：912-919, 2015.

5）Jakubowicz D, Froy O, Ahrén B, et al：Incretin, insulinotropic and glucose-lowering effects of whey protein pre-load in type 2 diabetes：a randomised clinical trial. Diabetologia **57**：1807-1811, 2014.

6）Seung Ku Lee, Hye Jin Yoo, Ji A Seo：Evening chronotype is associated with metabolic disorders and body composition in middle-aged adults. J Clin Endocrinol Metab **100**：1494-1502, 2015.

7）Reutrakul S, Hood MM, Crowley SJ, et al：Chronotype is independently associated with glycemic control in type 2 diabetes. Diabetes Care **36**：2523-2529, 2013.

8）Burke TM, Markwald RR, McHill AW, et al：Effects of caffeine on the human circadian clock in vivo and in vitro. Sci Transl Med **7**：305, 2015.

9）Ando H, Takamura T, Matsuzawa-Nagata N, et al：Clock gene expression in peripheral leucocytes of patients with type 2 diabetes. Diabetologia **52**：329-335, 2009.

## Q-7 持続血糖モニター（CGM）を用いると，食事と血糖の関係についてどのようなことがわかりますか？　また，血糖変動を抑える食事療法のポイントについて教えてください．

**A-7** 持続血糖モニター（Continuous Glucose Monitoring：CGM）で，食後の血糖上昇を観察すると，**糖尿病患者における血糖上昇幅は，健常人と比較して約3～4倍大きく，そのピーク到来までの時間は食事開始後約1～2時間である**ことがわかる．

食事に含まれる炭水化物，脂質，たんぱく質の中で，食事摂取後の血糖上昇にもっとも寄与するのは炭水化物である．

したがって，糖尿病患者において，食後の血糖上昇を抑えるには，「いかに炭水化物の摂取を緩やかにするか」が肝要である．具体的には，①Glycemic Index：GI値を有効に活用すること，②食べる順番に留意して，より食物繊維を多く含む食材を食事の最初にとること，が効果的である．

### それはなぜか？

糖尿病の治療目標は，血糖値を適切にコントロールして，合併症の発症・進展を予防することである．糖尿病治療の根本は，生活習慣の是正，とくに食事療法，そして運動が可能な場合は運動療法である．

糖尿病患者においては，食後に分泌されるインスリン量の不足，もしくはインスリンの作用不足により，健常人と比較して，食後の血糖上昇が顕著になる．

食事を構成する要素である，炭水化物，脂質，たんぱく質の中で，食事摂取後の血糖上昇にもっとも寄与するのは当然のことながら炭水化物であるが，炭水化物の摂取割合を落とすことなく，その吸収をいかに緩徐にするかを工夫することが重要なポイントとなる．

### エビデンスは？

#### ● CGMとは

CGM機器は，皮下組織に留置したセンサーを用いて，間質液中のグルコース濃度を連続して測定する．測定原理は，センサー中に含まれる酵素であるGlucose Oxidaseと，皮下組織間質液中のグルコースを連続的に反応させて電気信号に変換することによる．

この間質液中のグルコース濃度の測定値と血糖値との間には，乖離が生じるため，基本的には血糖自己測定（Self Monitoring of Blood Glucose：SMBG）を1日に1～4回程度行い，その値を利用することによる補正を行う必要がある．一部に

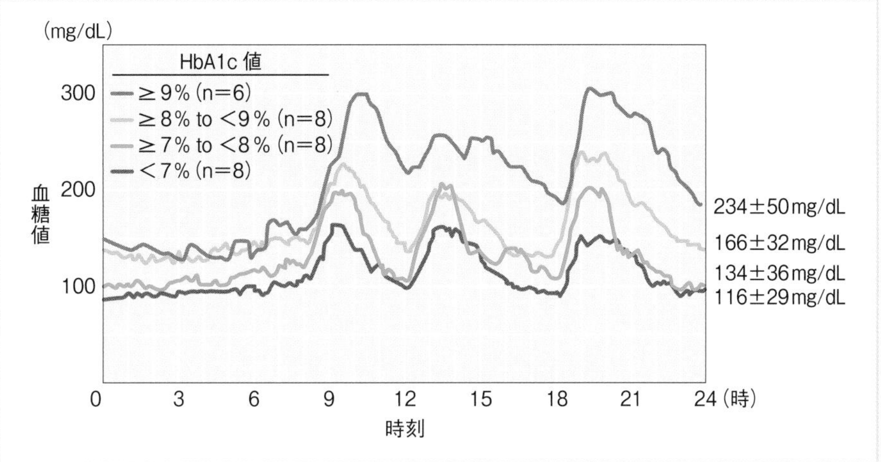


**図7-1　薬物を用いていない日本人の2型糖尿病患者30人におけるHbA1c値別の血糖変動**
**数字はぞれぞれの群における平均血糖値±SD**
(Ando K, Nishimura R, Tsujino D, et al：24-hour glycemic variations in drug-naïve patients with type 2 diabetes：a continuous glucose monitoring (CGM) -based study. PLoS One **8**：e71102, 2013より)

は，アルゴリズムによる補正を行い，SMBGの値による補正が不要な機器も存在する．この補正によってCGMの測定値は血糖値に近似した値を連続して示すことが可能となるため，本稿では，以後，CGM機器による測定値も血糖値と記す．

### ● CGMからみた食後の血糖変動

糖尿病患者における食後の血糖変動を理解するうえで，まず，耐糖能正常者の血糖変動を正確に把握することが必要である．

日本人におけるCGMを用いた報告によると，対象者の4日間の平均血糖の中央値は101 mg/dLで，血糖変動の程度を示す標準偏差(Standard Deviation：SD)の中央値は17 mg/dLであった．また，食後の血糖上昇は，食事開始から約40〜50分後に到来すること，その際の血糖上昇は約20〜40 mg/dLであることが示された．よって，**耐糖能正常者の血糖値は約100 mg/dLを中心としたきわめて狭い範囲に保たれている**ことが明らかになった[1)]．

次に，薬物を用いていない日本人の2型糖尿病患者30人におけるHbA1c値別の血糖変動を示した報告に触れる(**図7-1**)[2)]．この報告によると，HbA1cにより分類された4群における平均血糖値の中央値ならびにそのSDの中央値を(　)内に示すと，HbA1c7％未満では116 (29) mg/dL，HbA1c7％台では134 (36) mg/dL，HbA1c8％台では166 (32) mg/dL，HbA1c9％以上では234 (50) mg/dLとなり，HbA1c8％台までは血糖変動幅はそれほど変わらない(SDを指標とすると30前後)が，HbA1cが上昇して9％以上になると，平均血糖値のみならず血糖変動幅も著しく増悪することがわかる．

本報告によると，**朝食後の血糖上昇のピークは食事開始後約60〜130分後に，昼食後では約60〜90分後に，夕食後では約70〜120分後に来ること，その際の**

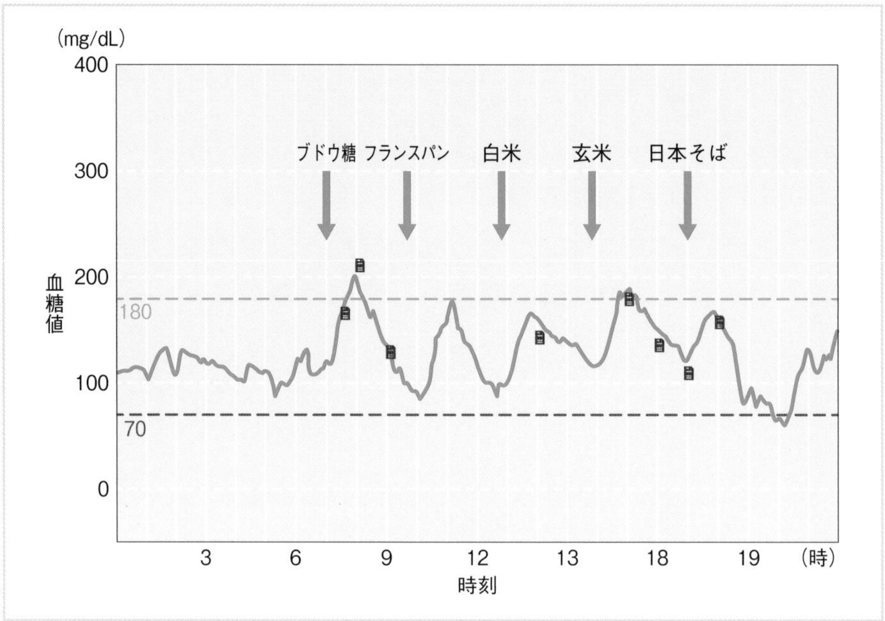


**図 7-2　境界型の 48 歳男性が 50 g ブドウ糖，糖質含有量を 50 g に統一したフランスパン，白米，玄米，日本そばを常温水 150 mL とともに 3 時間ごとに摂取したときの CGM の結果**
（辻野大助，西村理明：糖尿病食事療法のエビデンス 糖尿病患者における低glycemic index食摂取に関するエビデンス．内分泌・糖尿病科 28：109-114，2009 より）

**血糖上昇幅はそれぞれ，約70～120 mg/dL，約80～100 mg/dL，約90～120 mg/dLである**ことが示されている．

ここで示したHbA1c値別の4群における血糖変動のカーブを参考に，食後血糖の上昇が耐糖能悪化の中心的な病態なのか，空腹時ならびに各食前血糖の上昇もみられるのか否かを鑑みて，食事療法を含めた適切な治療を選択することが大切である．

★ 1：GI（glycemic Index）値
Q14(p.60)参照

## ● GI 値★1 とは

同じ炭水化物を摂取しても，食品によって含有する繊維の量が異なるため，血糖上昇の程度が異なることが指摘されてきた．ブトウ糖50 gを摂取した際の血糖上昇の曲線化面積を100とした際，50 gの炭水化物を含む食品ごとの血糖上昇の程度を指数化した指標がGIである．したがって，ブドウ糖以外の食品のGI値は100未満になる．また，ブドウ糖以外は50 gの炭水化物を含む食品を摂取した際の血糖上昇を評価するが，この際の食品の重量は食物繊維などを含むため50 gより重くなることにも留意すべきである[3]．

## ● GI 値と食後の血糖上昇との関係

GI値による食後の血糖上昇の違いは，実際CGMでどのようにとらえられるのかを検討した．症例は48歳男性（HbA1c 5.7%，BMI 25.8 kg/$m^2$）で，OGTTにて境界型と診断されている方である．本人から同意を得たうえで，50 gブドウ糖，以後，炭水化物含有量を50 gに統一したフランスパン，白米，玄米，日本そばを常

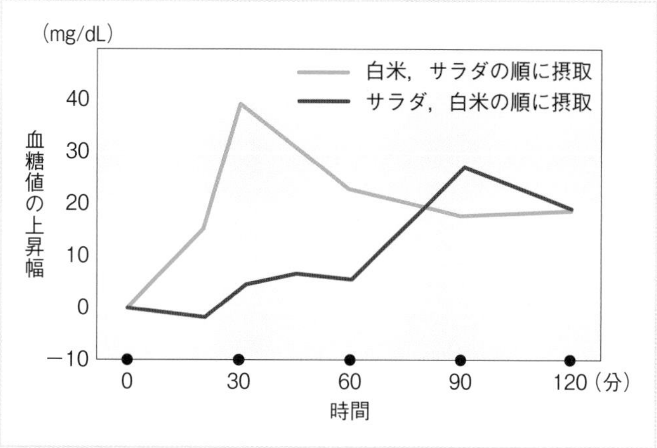


**図7-3　健常人において，白米とサラダを摂取する順番を変更した場合の食後の血糖上昇幅**
（金本郁男，井上裕，守内匡・他：低Glycemic Index食の摂取順序の違いが食後血糖プロファイルに及ぼす影響．糖尿病 53：96-101，2010より）

温水150 mLとともに3時間ごとに食べていただいた（**図7-2**）．

興味深いことに，ブドウ糖とフランスパンの血糖上昇パターン，白米と玄米の血糖上昇パターンは類似している．ブドウ糖とフランスパンの摂取後は，急峻な血糖値の立ち上りがみられ，ピークに達した後はすぐ低下する傾向がみられる．白米と玄米摂取後の血糖上昇パターンを，ブドウ糖とフランスパン摂取後と比較すると血糖上昇は緩やかになるが，食後高血糖が遷延する傾向を認めた．これらの炭水化物と比較し，日本そば摂取後の血糖上昇は軽度であることが一目瞭然である．この結果は，**GI値を積極的に活用することが，糖尿病の血糖改善につながる**可能性を示している[4]．

### ●食べる順番が食後血糖上昇に与える影響

食後の血糖上昇を抑制する手段の一つとして，食べる順番も重要である．いきなり炭水化物から摂取するのではなく，食物繊維をより多く含む野菜や海藻を先に摂取する食べ方が推奨される．実際，健常人において，白米，サラダの順に摂取したときより，サラダ，白米の順に摂取したときのほうが食後の血糖上昇幅が狭いという報告がある（**図7-3**）[5]．このことは，同じ食事をとる際にも，**食べる順番を考慮することにより，食後の血糖上昇のパターンは大きく異なること，食物繊維から摂取することで，食後の血糖上昇を抑制できる**可能性を示している．

## 実践へどう活かすか？

CGMが示すさまざまな血糖変動のパターンをみて感じるのは，その血糖変動を，耐糖能正常の症例のように食後高血糖がほぼ皆無で低血糖もない状態にまで近づけることが，糖尿病に起因する合併症を完全に予防するために必要なのではないかということである．

そのために炭水化物の吸収を緩徐にする手段を積極的に取り入れた食事療法の効果について，本稿で視覚的に実感していただけたと思う．今後，CGMがさらに普及し，食事療法の有効性を高める手段となることを強く望む．　［西村理明］


**●参考文献**

1) Tsujino D, Nishimura R, Taki K, et al：Daily glucose profiles in Japanese people with normal glucose tolerance as assessed by continuous glucose monitoring. Diabetes Technol Ther **11**：457-460, 2009.
2) Ando K, Nishimura R, Tsujino D, et al：24-hour glycemic variations in drug-naïve patients with type 2 diabetes：a continuous glucose monitoring (CGM)-based study. PLoS One **8**：e71102, 2013.
3) 西村理明：食後高血糖を克服しよう．糖尿病ライフさかえ **5**：10-15，2008.
4) 辻野大助，西村理明：糖尿病食事療法のエビデンス 糖尿病患者における低glycemic index食摂取に関するエビデンス．内分泌・糖尿病科 **28**：109-114，2009.
5) 金本郁男，井上裕，守内匡・他：低Glycemic Index食の摂取順序の違いが食後血糖プロファイルに及ぼす影響．糖尿病 **53**：96-101，2010.

# Q-8 腸内細菌と糖代謝にはどのような関係があるのでしょうか？　また，糖代謝を改善する食事療法のポイントについて教えてください．

A-8 腸内細菌は食物繊維を腸内で分解することで短鎖脂肪酸を産生する．短鎖脂肪酸は酢酸，プロピオン酸，酪酸が代表的なもので，これらの短鎖脂肪酸がインクレチン分泌を促進させ，また肝臓における糖新生の基質にもなることが明らかになっている．さらに，中枢神経を介して，インスリン分泌や脂肪細胞でのインスリン感受性に影響を与え，糖代謝の調節にも間接的ながら関与している．

これらの短鎖脂肪酸は腸内フローラのバランスが保たれていれば，十分な量が産生されるが，いったん腸内フローラのバランスに崩れ（Gut dysbiosis とよばれている）が生じると，短鎖脂肪酸の産生も低下し，糖代謝に影響を与える可能性も示唆されてくる．さらに，Gut dysbiosis が存在すると腸管バリア機能が低下し，腸内細菌が産生するエンドトキシンや腸内細菌そのものが血中に移行し，人間に微小な炎症を惹起して，インスリン抵抗性の原因となることも示されている．つまり，Gut dysbiosis が改善できれば，インスリン抵抗性の改善やインクレチン分泌を介して，糖代謝の改善も期待できる可能性がある．そのためにも，腸内環境の改善に影響を与える**食物繊維の摂取を意識しながらバランスよく食事を摂取することが必要である**．

## それはなぜか？

### ●短鎖脂肪酸とインクレチン分泌との関連

腸内フローラでは人間の消化酵素によっては完全に分解することが困難な食物繊維などを利用し，発酵を介して短鎖脂肪酸（酢酸，プロピオン酸，酪酸）がおもに生成される．酢酸は脳，筋肉などで代謝されるのに対し，プロピオン酸は肝臓にて代謝され，糖新生の材料にもなりうる．また，プロピオン酸は糖新生の材料としての役割以外には，インクレチン分泌に関与する可能性も指摘されている．

GLP-1分泌細胞であるL-cellにはG-protein-coupled receptor[★1]（GPR）43が存在し，プロピオン酸が結合するとGLP-1の分泌が促進され，このGPR43の機能が失われたマウスでは糖代謝が悪化することが報告されている[1]．また，最近の報告では善玉菌である乳酸菌ロイテリを非糖尿病のやせと肥満患者に4週間投与したところ，GLP-1とインスリンの分泌の増加が認められた．このように，腸内フローラとインクレチン分泌の関連性を示す報告がある[2]．

★ 1：G-protein-coupled receptor（GPR：G タンパク質共役受容体）
細胞外の神経伝達物質やホルモンと結合して，そのシグナルを細胞内に伝える．その際 G タンパクとよばれる三量体タンパクを介してシグナル伝達が行われる．

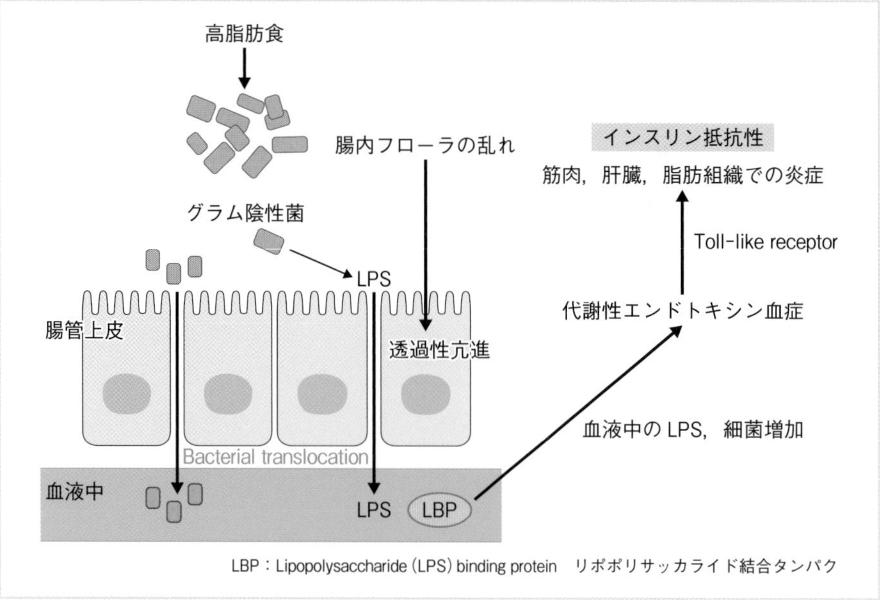


図 8-1　腸内フローラの乱れとインスリン抵抗性の関係（仮説）

### ●高脂肪食とインスリン抵抗性との関連

★2：tight junction protein
細胞間を接着させ，細胞間の透過性を調節するタンパクで，このタンパクの機能が低下するとバリア機能の低下が生じる．

★3：Toll-like receptor（Toll 様受容体）
動物の細胞表面にある受容体タンパクで，種々の病原体を感知して自然免疫を作動させる機能を有する．

マウスに高脂肪食の負荷をすると腸管バリアの透過性を亢進させ，ZO-1やOccludinといった腸管上皮のtight junction protein★2の遺伝子発現が低下するが，抗生剤の投与によってその発現低下と腸管バリアの透過性も改善することが報告されている．さらに，この高脂肪負荷マウスでは血液中のエンドトキシンが上昇し，炎症が生じていた．つまり，**高脂肪食は腸内細菌のバランスになんらかの影響を与え，その結果，腸管バリアの機能低下を介して，リポポリサッカライドなどのエンドトキシンが血液中へ移行（bacterial translocation）することで，代謝性エンドトキシン血症を呈している**[3]．これらエンドトキシンはToll-like receptor★3を介して，炎症性サイトカインを産生し，脂肪などの宿主の臓器に微小な炎症を惹起させる（**図8-1**は仮説）．

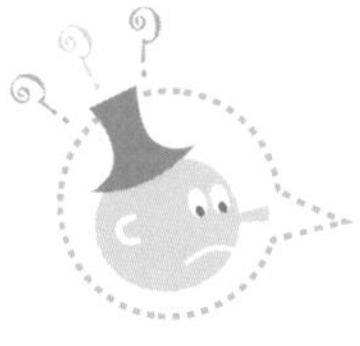

## エビデンスは？

★4：リポポリサッカライド結合タンパク（LBP）
腸内細菌が産生する毒素であるリポポリサッカライドと血中で結合して，全身を循環する．Toll 様受容体に結合して，臓器に炎症を引き起こす．

筆者らは順天堂大学大学院プロバイオティクス研究講座とヤクルト本社中央研究所との共同研究で，日本人2型糖尿病患者における腸内フローラ解析を試みた[4]．方法は当院に通院中の2型糖尿病患者50人と非糖尿病患者（コントロール）50人の腸内フローラおよび血液中細菌をヤクルト本社中央研究所が開発した定量的RT-PCR法にて分析．また，腸内細菌が産生する便中の短鎖脂肪酸濃度，血液中のリポポリサッカライド結合タンパク（LBP）★4，炎症性サイトカインであるインターロイキン-6などの測定が行われ，食生活に関するアンケートも施行された．

本研究に登録された2型糖尿病患者の臨床的背景は，平均年齢62.5歳，平均

表 8-1　血液中の腸内細菌の検出率

| | コントロール（n=50） | | 2 型糖尿病（n=50） | |
|---|---|---|---|---|
| | 検出人数 | 検出率（%） | 検出人数 | 検出率（%） |
| 総菌数 | 2/50 | 4 | 14/50 | 28* |
| 偏性嫌気性菌 | | | | |
| 　クロストリジウムコッコイデスグループ | 1/50 | 2 | 7/50 | 14 |
| 　アトポビウムクラスター | 0/50 | 0 | 7/50 | 14† |
| 　クロストリジウムレプトムグループ | 0/50 | 0 | 2/50 | 4 |
| 　バクテロイデスフラギリスグループ | 0/50 | 0 | 0/50 | 0 |
| 　ビフィズス菌 | 0/50 | 0 | 0/50 | 0 |
| 　プレボテラ | 0/50 | 0 | 0/50 | 0 |
| 通性嫌気性菌 | | | | |
| 　ストレプトコッカス | 1/50 | 2 | 1/50 | 2 |
| 　エンテロバクター | 0/50 | 0 | 1/50 | 2 |
| 　スタフィロコッカス | 0/50 | 0 | 0/50 | 0 |
| 　エンテロコッカス | 0/50 | 0 | 0/50 | 0 |
| 好気性菌 | | | | |
| 　シュードモナス | 0/50 | 0 | 0/50 | 0 |

| | コントロール（n=50） | 2 型糖尿病（n=50） |
|---|---|---|
| LBP（μg/mL） | 10.5±3.0 | 12.1±3.7† |

LBP：リポポリサッカライド結合タンパク
*P＜ 0.01 vs. コントロール　†P＜0.05 vs. コントロール
（Sato J, Kanazawa A, Ikeda F, et al：Gut dysbiosis and detection of “live gut bacteria” in blood of Japanese patients with type 2 diabetes. Diabetes care 37：2343-2350, 2014より）

Body Mass Index（BMI）は25.5 kg/m$^2$，平均HbA1cは8.7%で，肥満を合併し，血糖コントロールが不良であった．また，2型糖尿病患者ではインターロイキン-6，高感度C反応性タンパクが有意に高値で，便中のフローラ解析では，腸内細菌総数に違いはなかったが，2型糖尿病患者群では便中のクロストリジウムコッコイデスグループ，アトポビウムクラスター，プレボテラの菌数が有意に低下していた．総乳酸菌数，乳酸菌ロイテリ，乳酸菌プランタラムの菌数は糖尿病患者群で有意に増加しており，腸内フローラのバランス異常を認めた．また，便中の総短鎖脂肪酸，酢酸，プロピオン酸の濃度も2型糖尿病患者で有意に低下していた．さらに，血液中に含まれる腸内細菌を解析したところ，非糖尿病患者群では50人中2人（検出率4%）に対し，2型糖尿病患者群では14人（検出率28%）で検出されたので，2糖尿病患者では血液中に高率に腸内細菌が移行している可能性が明らかとなった．LBPについても2型糖尿病患者で有意に上昇を認めた（**表8-1**）．

2型糖尿病患者で減少していた便中のクロストリジウムコッコイデスグループ，アトポビウムクラスターの菌数はBMIと負の相関関係を示し，肥満の進展にともない，特定の腸内細菌が減少することも判明した．食事アンケート調査の結果では，**便中の総短鎖脂肪酸濃度は普段摂取している飽和脂肪酸量と総脂肪量との間で**

**負の相関関係を示し，高脂肪食の摂取が腸内フローラのバランスを崩す可能性も考えられた**．

## 実践へどう活かすか？

腸内フローラのバランスを整え，腸内環境を改善するには，やはり食物繊維の摂取を心がけることが重要となる．厚生労働省による「日本人の食事摂取基準（2020年版）」では，1日の食物繊維の摂取目標は成人の男性で21 g以上，女性で18 g以上と定められている．食物繊維は水溶性と不溶性に分類されるが，水溶性食物繊維は腸管内でゲル状になる性質を有しているので，消化管内容物の粘度が上昇する．そのため，小腸での栄養素の吸収を遅延させることで食後の血糖上昇やインスリン分泌を抑える効果が期待できる．逆に，不溶性食物繊維は粘性が低く，食後血糖に対する効果は少ないが，さまざまな疫学研究ではインスリン抵抗性を改善することも報告されているので，**水溶性，不溶性と偏らず食物繊維を摂取することが重要である．腸内フローラの改善には長期的な食事内容が影響するので，バランスのとれた食生活を継続させる必要がある**．

［金澤昭雄］


●参考文献

1）Tolhurst G, Heffron H, Lam YS, et al：Short-chain fatty acids stimulate glucagon-like peptide-1 secretion via the G-protein-coupled receptor FFAR2. Diabetes **61**：364-371, 2012.

2）Simon MC, Strassburger K, Nowotny B, et al：Intake of Lactobacillus reuteri Improves Incretin and Insulin Secretion in Glucose Tolerant Humans：A Proof of Concept. Diabetes care. 2015.

3）Cani PD, Bibiloni R, Knauf C, et al：Changes in gut microbiota control metabolic endotoxemia-induced inflammation in high-fat diet-induced obesity and diabetes in mice. Diabetes **57**：1470-1481, 2008.

4）Sato J, Kanazawa A, Ikeda F, et al：Gut dysbiosis and detection of "live gut bacteria" in blood of Japanese patients with type 2 diabetes. Diabetes care **37**：2343-2350, 2014.

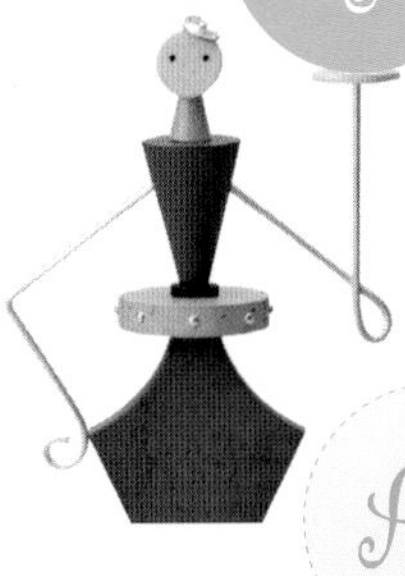

## Q-9 糖尿病の食事療法は総エネルギー摂取量の適正化が基本ですが，患者ごとの適正な総エネルギー摂取量をどのように設定するのでしょうか？

**A-9** 日本糖尿病学会の「科学的根拠に基づく糖尿病診療ガイドライン 2013」[1]に基づく「糖尿病食事療法のための食品交換表 第 7 版」[2]では，適正な総エネルギー摂取量は，まず患者の標準体重（kg）[身長（m）$^2$×22] を求め，それに身体活動量をかけて計算する方法が示されている.「糖尿病診療ガイドライン 2019」[3]では，**年齢を考慮した目標体重の目安に，身体活動レベルと病態によるエネルギー係数を乗じて，総エネルギー摂取量の目安を設定する**ことを示している（**表 9-1**）.

これらは一律に遵守すべき数値目標ではなく目安であるため，とくに高齢者や肥満者においては，個々の病態や実情に応じて適宜判断し，柔軟に対応していくことが求められる.

成長期の小児・思春期の発達途上の場合は，成長のためのエネルギー量・栄養量を厚生労働省の「日本人の食事摂取基準（2020 年版）」をもとにし，個々の患者で，身長・体重の増加をチェックしながら調節していく（p.103，**表 22-3** 参照）.

妊婦では目標体重 [身長（m）$^2$×22] ×30 kcal を基本にし，妊娠時に必要な付加量を加える．非肥満妊婦では健常妊婦の必要エネルギー付加量の妊娠初期 50 kcal，中期 250 kcal，後期 450 kcal，授乳期 350 kcal に準拠する方法と，

表 9-1　総エネルギー摂取量の目安の設定

●目標体重（kg）の目安

総死亡がもっとも低い BMI は年齢によって異なり，一定の幅があることを考慮し，以下の式から算出する.

65 歳未満：[身長（m）]$^2$×22
65〜74 歳：[身長（m）]$^2$×22〜25
75 歳以上：[身長（m）]$^2$×22〜25*1

*1：75 歳以上の後期高齢者では現体重に基づき，フレイル，（基本的）ADL 低下，併発症，体組成，身長の短縮，摂食状況や代謝状態の評価を踏まえ，適宜判断する.

●身体活動レベルと病態によるエネルギー係数（kcal/kg）

①軽い労作（大部分が座位の静的活動）：25〜30
②普通の労作（座位中心だが通勤・家事，軽い運動を含む）：30〜35
③重い労作（力仕事，活発な運動習慣がある）：35〜

高齢者のフレイル予防では，身体活動レベルより大きい係数を設定できる．また，肥満で減量を図る場合には，身体活動レベルより小さい係数を設定できる．いずれにおいても目標体重と現体重との間に大きな乖離がある場合は，上記①〜③を参考に柔軟に係数を設定する.

●総エネルギー摂取量の目安

総エネルギー摂取量（kcal/日）＝目標体重（kg）*2×エネルギー係数（kcal/kg）

*2：原則として年齢を考慮に入れた目標体重を用いる.

（日本糖尿病学会編・著：糖尿病診療ガイドライン2019．南江堂，2019．p.35 より）

妊娠中全期一律に200kcal付加する2つの方法がとられ，肥満妊婦に対しては，体重減少や飢餓状態を招かないエネルギー制限にとどめ，原則として妊娠全期間，目標体重×30kcalとし，エネルギー負荷は行わない．巨大児の発生には空腹時血糖値のみならず食後血糖値が関連することから，総エネルギー量の配分と摂取時刻に配慮し，場合によっては食事の1回量を抑え，回数を増やす分食の方法（6回分食など）がすすめられる．

## それはなぜか？

食事療法は糖尿病治療の基本であり，患者の代謝状態を正常に近づけ合併症の発症・進展を防ぐことが目的である．とくに2型糖尿病では，食事療法による総エネルギー摂取量の適正化は，内因性インスリン必要量を減少させる．また，肝臓内のグリコーゲン蓄積量減少を介して肝からの糖放出率を低下させるとともに，肝グリコーゲンを再補充させるために肝の糖取り込み率を亢進させ，結果的に空腹時あるいは食後の高血糖を抑制する．高血糖の抑制はglucose toxicity（糖毒性）を解除し，膵臓のインスリン分泌能を改善し，インスリン抵抗性の軽減を介して血糖コントロールを正常に近づけることができる．

その基本は総エネルギー摂取量の適正化にある．設定にあたってはさまざまな要素が影響を及ぼすが，一般的には性別，年齢，身長・体重，身体活動レベルの4つの要素が重要である．糖尿病患者の場合にはそれに加えて，血糖値，血圧，血清脂質値，合併症の有無，それまでの日常生活での食事摂取量などをアセスメントし考慮に入れる必要がある．すなわち目の前の糖尿病患者をどのように評価するかによって，個々の患者での適正な総エネルギー量は微妙に異なってくる．しかし，アセスメントのやり方によってエネルギー指示量が大きく変化してしまうと，一人の患者なのに医療機関が変わるたびに異なった食事指導を受ける危険性がある．そこで，どこでもほぼ同じ視点でのエネルギー指示量となる共通の目安が必要である．

## エビデンスは？

**総エネルギー摂取量の適正化によって肥満を是正することは，2型糖尿病の発症予防や血糖コントロールに有効**であるという研究報告は多数なされている．米国で行われた生活習慣介入研究DPP[★1]（Diabetes Prevention Program）では，3年間で5%の体重低下は糖尿病の発症を55%抑制したとしている[4]．英国で行われたIGT（impaired glucose tolerance）を対象とした研究では平均3.1年間の観察において，生活介入群で55%の糖尿病発症リスクの低減を認め，体重の減少，身体活動の増加，食事の改善が糖尿病の発症抑制に関係していた[5]．

★1：DPP
p.9参照

それらの研究をもとに米国での糖尿病食事療法のガイドラインでは，総エネルギー摂取量の適正化による肥満の是正が重要であり，体重を7%減量することをすすめている[6]．日本人を含むアジア人においても，**BMI（body mass index）の**

**増加は2型糖尿病の発症リスク**になる．しかしBMIと糖尿病の有病率には人種差があり，アジア人ではBMIが20 kg/m$^2$を超えれば，BMIの増加とともに糖尿病の有病率が増加し，白人より顕著であった．しかしBMIの数値に閾値は見つからなかった[7]．これはアジア人の膵臓のβ細胞機能の予備力が低いことと関係していると思われ，日本人の糖尿病においても，体重の減少が有効であるとされている．

わが国では体重の軽重をBMIで判定している．標準体重を計算する際に用いられてきたBMI 22という係数は，わが国で約22 kg/m$^2$で疾患合併率がもっとも低いということを根拠に設定されたものである[8]．この報告は日本肥満学会などを中心に行われた疫学研究によるものであり，30～59歳の日本人男女4,565例において，疾患合併率を10の疾病（肺癌，心疾患，上部消化管疾患，高血圧症，腎障害，肝障害，脂質異常症，高尿酸血症，糖尿病，貧血）について調査したものである．その結果，**もっとも疾患合併率が低かったBMIが男性で22.2，女性21.9**であり，ともにJカーブを描いている．

しかし，これらは30～59歳という限られた人たちが調査の対象となっていることに留意が必要である．その後の研究で，生存率とBMIの関係を検討したところ，生存率が最高となるBMIは，年齢によって異なり，幅があることが判明している[9,10]．

## 実践へどう活かすか？

2型糖尿病の治療の中で，食事療法はもっとも基本的なものであるはずなのだが，残念ながら適切な食事療法を実行できているという人は，それほど多くない．また，「1型糖尿病はインスリンの欠乏のせいなので，食事指導は必要ない」とする患者も現に存在するが，バランスの悪い偏った食事では，いくらインスリンで調整しても血糖の調節はうまくいかない．1型でも2型でも，食事療法は避けて通ることはできない大切なものである．

それまで何年も糖尿病の治療をしてきたのに血糖コントロールが悪く，紹介入院となった患者に尋ねてみると，「いままで糖尿病食の食事指導は受けたことがない」とか，「ずいぶん前に聞いたようだが覚えていない」という人も多い．結局，食事内容を見直すことなく血糖を下げようと，薬剤が増やされていた症例が多い．入院して適切な食事療法を導入するだけで，あっという間に血糖が下がって，おまけに薬剤も減らせたり中止できたりする人も多い．やはり食事療法がいかに重要な治療の土台であるのか実感する．いま一度，**目の前の患者に食事療法についての知識を再確認してみることが大切**である．

糖尿病患者は，その人個人の病態や病状，症状や体格，背負っている遺伝体質的背景，仕事の内容や生活習慣，罹病期間や合併症の程度が，それぞれ違っている．そのすべての事柄が患者の血糖調節に影響を与えるので，個人に応じた適切な食事療法というものは，それぞれ異なるのかもしれない．また，糖尿病の治療は長期に及ぶので，一つの医療機関で完結しない．他の医療機関とも診療連携していくことが求められる．そのときにこの治療の基本たる食事療法の考え方が大きく違っていると，療養指導に矛盾が生じ，患者の治療方針が混乱してしまうおそれがある．「糖尿病食事療法のための食品交換表」を用い，個人のライフスタイルをよく聞いてそれを尊重し，適正な総エネルギー摂取量でバランスのとれた日々の食事計画をたてていくことが求められる．

［八幡和明］


●参考文献

1) 日本糖尿病学会編・著：科学的根拠に基づく糖尿病診療ガイドライン2013．南江堂，2013．
2) 日本糖尿病学会編・著：糖尿病食事療法のための食品交換表，第7版，文光堂，2013．
3) 日本糖尿病学会編・著：糖尿病診療ガイドライン2019．南江堂，2019．
4) knowler WC, Barrett-Connor E, Fowler SE, et al：Reduction in the incidence of type 2 diabetes with lifestyle intervention or metformin. N Engl J Med **346**：393-403, 2002.
5) Penn L, White M, Oldroyd J, et al：Prevention of type 2 diabetes in adults with impaired glucose tolerance：the European Diabetes Prevention RCT in Newcastle upon Tyne, UK. BMC Public Health **9**：342, 2009.
6) American Diabetes Association：Standards of medical care in diabetes-2013. Diabetes Care **36**（Suppl 1）：S11-66, 2013.
7) Ma RC, Chan JC：Type 2 diabetes in East Asians：similarities and differences with populations in Europe and the United States. Ann N Y Acad Sci **1281**：64-91, 2013.
8) Tokunaga K, Matsuzawa Y, Kotani K, et al：Ideal body weight estimated from the body mass index with the lowest morbidity. Int J Obes **15**：1-5, 1991.
9) Matsuo T, Sairenchi T, Iso H, et al：Age- and gender-specific BMI in terms of the lowest mortality in Japanese general population. Obesity（Silver Spring）**16**：2348-2355, 2008.
10) 佐々木　敏：高齢者にとって至適BMIはいくつか．臨床栄養 **114**：616-620，2009．

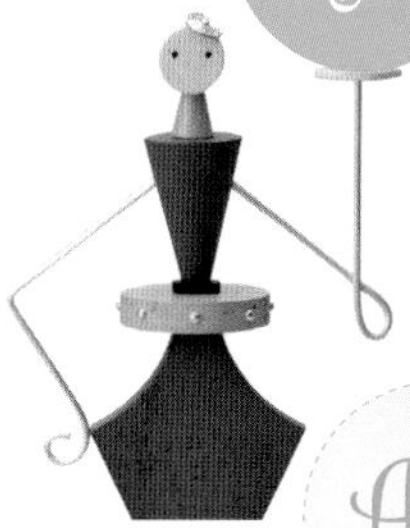

## Q-10 食事療法の基本である総エネルギー摂取量の適正化が図れれば，食事療法は完結でしょうか？

A-10 糖尿病は，インスリン作用の不足に基づく慢性の高血糖状態を主徴とする代謝症候群である．インスリン作用の不足する機序として，インスリン分泌の相対的あるいは絶対的不足（主として1型糖尿病）と，組織におけるインスリン感受性の低下（インスリン抵抗性）がある．このインスリン作用の不足によって，糖代謝だけでなく，たんぱく質ならびに脂質代謝などにも大きな影響をもたらし，またこれらは相互に密接に関連している場合が多い．インスリン抵抗性については肥満（とくに内臓脂肪型肥満）が大きく関係しており，糖尿病における食事療法は総エネルギー摂取量の適正化によって肥満を解消し，インスリン分泌不全を補完し，インスリン抵抗性を改善することが重要である．それによって高血糖のみならず糖尿病の種々の代謝状態の改善をめざすことを目的としている．

そのためには**総エネルギー摂取量の調整だけでなく，炭水化物，たんぱく質，脂質などいわゆる三大栄養素のバランスを図ることが重要**である．しかし，各栄養素についての推定必要量の規定はあっても，相互の関係に基づく適正比率を定めるに十分なエビデンスは乏しい．このため三大栄養素の配分については，日本糖尿病学会の「科学的根拠に基づく糖尿病診療ガイドライン2013」[1]に基づき，「糖尿病食事療法のための食品交換表（以下，食品交換表）第7版」[2]では「炭水化物を指示エネルギーの50～60%，たんぱく質を標準体重1kgあたり1.0～1.2g，残りを脂質でとるようにしましょう」と示されている．「糖尿病診療ガイドライン2019」[3]では三大栄養素の比率を示す数値目標が外され，より個別化を考慮した柔軟な対応が求められている．

どの人に何%の炭水化物食としたらいいのかは各医療者の判断に委ねられているのだが，かならずしも主治医がそこまで判断できるとはかぎらない．「食品交換表」の第7版「1日の指示単位（指示エネルギー量）の配分例」に示されている炭水化物比率50%，55%，60%の3種類と，それにともなう各栄養要素の配分を参考にして，近似的な一例を選び，指導を組み立てるようにする．

また，「食品交換表」に準拠して発行された患者用と医療者用「カーボカウント」のテキスト2冊[4,5]による「糖質摂取量を把握する方法とそれを用いた血糖管理の方法」を活用した的確な食事療法の継続が必要である．

さらに同じエネルギー量でも，食べ方によって食後の血糖上昇度が変わってくるため，食事にかける時間やタイミング，「食べる順番」などについても指導が求められる．

## それはなぜか？

食事療法における総エネルギー摂取量の適正化によって血糖コントロールを改善させるメカニズムは，エネルギーの需要と供給のバランスを保つことにある．必要以上に生体内に栄養が流入することを防ぐことによって，肝臓内のグリコーゲンの貯蓄量を減少させ，肝からの糖放出率を低下させる．一方，肝グリコーゲンを再補充させるための肝の糖取り込み率を亢進させ，空腹時ならびに食後の高血糖を抑制する．このようにして高血糖が回避されることによって糖毒性を解除し，インスリン抵抗性を軽減させる．その結果，内因性インスリン必要量が減少し，インスリン分泌能が改善してくる．

### ●炭水化物のとり方

炭水化物のとり方においては，同じエネルギーを有する食品でも血糖の上昇度が異なることが報告され，食品のglycemic index（GI）[★1]として知られている．**GI値の低い食品は，食後の血糖上昇を抑制する効果を有する**．たとえば精製された白米よりも雑穀米のほうが，白パンよりも全粒粉のパンのほうが，血糖値が上がりにくいといわれている．しかし一つの食材を単独で食べることは少なく，同時にいろいろな食材を混ぜて調理をしたり，主食と副食を一緒に食べる日本食の場合にはこのGI値はかならずしも参考になりにくい．

★1：glycemic index（GI）
Q14（p.60）参照

一方で，炭水化物制限食が話題になっている．これはAtkinsにより提唱された，炭水化物を大幅に減じた「アトキンス式ダイエット」に端を発している．1990年代後半から，肥満に対する減量効果が優れていると注目を浴びた．その後，炭水化物制限食の有用性についての報告が声高になり，テレビやマスコミにも取り上げられたため，間違った極端な炭水化物制限食に走る人が増えてきた．しかし，極端な低炭水化物療法は継続が困難で脱落率が高いことと，それが身体に及ぼす影響についても，近年否定的な報告がなされてきている[6]．今後も医学的に検証していく必要がある．

### ●食事のとり方

**食事の内容だけでなく，食べ方も重要である**．食事にかける時間が短い（早食い），就寝前2時間以内に食事や間食をとる，やせたいからと1日2食にしている，忙しいから朝は食べないなどの間違った習慣があると，肥満を招いたり，血糖コントロールがむずかしくなったりする．1日3回の食事よりも1日2回，1回と回数が少なくなると，長い空腹の後で1回の食事量が多くなり，食後の血糖値が高くなるといわれている．さらに血糖が十分に下がりきらない状態で，次の食事や間食をとると血糖値がさらに高くなることもわかっている．ときどき食後の血糖を測定し，高血糖を認めた場合には，食事のとり方にも注意を向けるべきであり，**できるだけゆっくり食べる，よくかんで食べる，野菜を先に食べるなどの工夫をしたり，3食ほぼ均等に分けて摂取**するように心がける．

インスリン治療中の患者では，適切な時間での間食を指示することもある．また，激しい運動をするときに低血糖にならないように補食をすることも，血糖コントロールの改善には役立つ．

「食べる順番」としては，米飯より先に野菜や魚料理，肉料理を食べる方法が，食後の血糖上昇抑制に有効であるとする報告もある．その機序についての根拠ははっきりしていなかったが，最近の研究成果について注目が集まっている[7]．

### ●その他

高血圧予防のためには，食塩の制限も重要で，1日男性7.5g未満，女性6.5g未満とし，高血圧や腎症合併例では6g未満とする．その他，食物繊維は炭水化物に分類されているがほとんどが消化吸収されずいわゆるエネルギーにはならないため，食物繊維を一緒にとることで血糖値の上昇を抑えることができるし，コレステロールの吸収を抑えて血中脂質のレベルも低下させることができる．1日20g以上をとるようにすすめる．

他には歯や骨などの体の構成材料が不足しないためにも，カルシウムなどのミネラルやビタミンも十分にとるように心がけるようにする．

## エビデンスは？

厚生労働省の資料によれば，日本における標準的な食生活でのエネルギーの中の栄養素別構成比をみると，1960年代頃は炭水化物の割合が76%程度であった．この頃の平均的日本人の食生活は，「質素なおかずで，ご飯をたくさん食べる」といった古典的なシンプルなもので，主食にエネルギーの大半を依存していた．このような時代背景の1965年に，「食品交換表」の第1版が作成され，当時としては低炭水化物（57%程度），高脂肪（25%程度）食が提唱された．しかし，その後のわが国の高度経済成長にともなう食生活の変化は一般家庭にも波及し，主食と副食の比率が変化してきた．総エネルギーと炭水化物の摂取量が減少し，脂質の摂取量が増加し，最近では脂質の占める割合が25%を超えるようになってきた．2010年の調査では，炭水化物と脂質のエネルギー比率はそれぞれ59.4%，25.9%であった[8]．糖尿病の受療率をみると，この変化と糖尿病の増加が軌を一にしているような変化である．このことからみても，単に**総エネルギー摂取量の適正化だけでなく，各栄養素をどのような比率で摂取していくかが重要**であることがわかる．

## 実践へどう活かすか？

長期にわたる食事療法の継続を可能にするためには，安全性の確保とともにわが国固有の食文化を考慮に入れて考えていく必要がある．それだけでなく，患者の嗜好に対する配慮が必要である．われわれが考える指導内容と患者の実生活の間のギャップが大きいため，指導がうまくいかないことも多い．食事療法を継続していくためには，個々人の生活習慣を無視して指導しても意味はない．現代の複雑な社会生活の中で，実際の仕事をしながらいつ食事をとるのか，食事にかける時間がどのくらいとれるのか，誰がその食事をつくるのか，あるいはできあいの食事を利用するのかなど，**個々の患者のそれまでの食習慣や生活リズム，家族背景などをよく聞いて実行可能な食事指導をしていくことが大切**である．　［八幡和明］


### ●参考文献

1) 日本糖尿病学会編・著：科学的根拠に基づく糖尿病診療ガイドライン2013．南江堂，2013．
2) 日本糖尿病学会編・著：糖尿病食事療法のための食品交換表　第7版．日本糖尿病協会・文光堂，2013．
3) 日本糖尿病学会編・著：糖尿病診療ガイドライン2019．南江堂，2019．
4) 日本糖尿病学会編・著：カーボカウントの手びき—「糖尿病食事療法のための食品交換表」準拠．文光堂，2017．
5) 日本糖尿病学会編・著：医療者のためのカーボカウント指導テキスト「糖尿病食事療法のための食品交換表」準拠．文光堂，2017．
6) Lagiou P, Sandin S, Lof M, et al：Low carbohydrate-high protein diet and incidence of cardiovascular diseases in Swedish women：prospective cohort study. BMJ **344**：e4026, 2012.
7) Kuwata H, Iwasaki M, Shimizu S, et al：Meal sequence and glucose excursion, gastric emptying and incretin secretion in type 2 diabetes：a randomised, controlled crossover, exploratory trial. Diabetologia **59**：453-461, 2016.
8) 厚生労働省：平成22年国民健康・栄養調査結果の概要．2012．

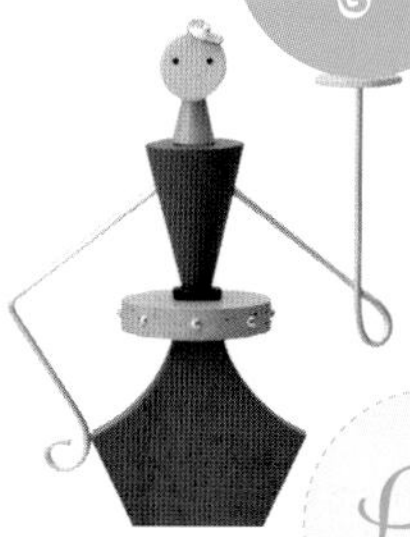

## Q-11 「糖尿病食事療法のための食品交換表 第7版」では，炭水化物エネルギー比率によりいくつかの単位配分が示されましたが，それはどのようなものですか？

A-11

「糖尿病食事療法のための食品交換表 第7版」(以下，「食品交換表」と略)は糖尿病の食事療法をイメージし，実践するための指導媒体の一つであり，「食品交換表」の活用は「科学的根拠に基づく糖尿病診療ガイドライン2013」(以下，「診療ガイドライン」と略)の食事療法の実践を図るものである．

「診療ガイドライン」の食事療法のステートメントは，**炭水化物は指示エネルギー量の50%以上，60%を超えない範囲としている．このガイドラインに対応し，エネルギー比率の範囲の下限と上限，その中間の50%・55%・60%の3段階での単位配分**★1例が，15単位・18単位・20単位・23単位で示された(**表11-1**)．また，「第7版のモデル献立」では，炭水化物エネルギー比率55%が示された．

★1：単位配分
「食品交換表」の「表分類」である「表1，2，3，4，5，6，調味料」ごとに，それぞれ「何単位」摂取するかを示したもの．指示エネルギー量を80kcalで除し，単位数に換算し，その単位数を「表1，2，3，4，5，6，調味料」に適宜に配分することから，「単位配分」なる用語が用いられている．

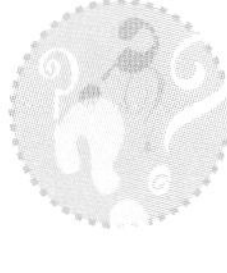

### それはなぜか？

なぜ3段階が示されたのか．その理由の一つは，3段階で示したことにより，炭水化物の下限値を明確にしたこと，二つには食事療法に自由度と嗜好性を保持させたことであろうか．

昨今，食の嗜好・行動・価値観は多様化し，画一的な食事療法あるいは栄養指導では，その維持継続が阻まれるケースがでている．同時に，日本人の2型糖尿病の

表11-1　炭水化物エネルギー比率別の1日の指示単位配分例

| 炭水化物60% | 表1 | 表2 | 表3 | 表4 | 表5 | 表6 | 調味料 |
|---|---|---|---|---|---|---|---|
| 1日15単位(1,200kcal)の場合：炭水化物184g　たんぱく質48g　脂質30g | 7 | 1 | 2.5 | 1.5 | 1 | 1.2 | 0.8 |
| 1日18単位(1,440kcal)の場合：炭水化物221g　たんぱく質60g　脂質35g | 9 | 1 | 3.5 | 1.5 | 1 | 1.2 | 0.8 |
| 1日20単位(1,600kcal)の場合：炭水化物240g　たんぱく質70g　脂質40g | 10 | 1 | 4.5 | 1.5 | 1 | 1.2 | 0.8 |
| 1日23単位(1,840kcal)の場合：炭水化物277g　たんぱく質78g　脂質47g | 12 | 1 | 5 | 1.5 | 1.5 | 1.2 | 0.8 |
| **炭水化物55%** | **表1** | **表2** | **表3** | **表4** | **表5** | **表6** | **調味料** |
| 1日15単位(1,200kcal)の場合：炭水化物167g　たんぱく質54g　脂質35g | 6 | 1 | 3.5 | 1.5 | 1 | 1.2 | 0.8 |
| 1日18単位(1,440kcal)の場合：炭水化物204g　たんぱく質66g　脂質40g | 8 | 1 | 4.5 | 1.5 | 1 | 1.2 | 0.8 |
| 1日20単位(1,600kcal)の場合：炭水化物223g　たんぱく質72g　脂質47g | 9 | 1 | 5 | 1.5 | 1.5 | 1.2 | 0.8 |
| 1日23単位(1,840kcal)の場合：炭水化物260g　たんぱく質84g　脂質52g | 11 | 1 | 6 | 1.5 | 1.5 | 1.2 | 0.8 |
| **炭水化物50%** | **表1** | **表2** | **表3** | **表4** | **表5** | **表6** | **調味料** |
| 1日15単位(1,200kcal)の場合：炭水化物150g　たんぱく質60g　脂質40g | 5 | 1 | 4.5 | 1.5 | 1 | 1.2 | 0.8 |
| 1日18単位(1,440kcal)の場合：炭水化物187g　たんぱく質68g　脂質47g | 7 | 1 | 5 | 1.5 | 1.5 | 1.2 | 0.8 |
| 1日20単位(1,600kcal)の場合：炭水化物206g　たんぱく質78g　脂質52g | 8 | 1 | 6 | 1.5 | 1.5 | 1.2 | 0.8 |
| 1日23単位(1,840kcal)の場合：炭水化物243g　たんぱく質90g　脂質57g | 10 | 1 | 7 | 1.5 | 1.5 | 1.2 | 0.8 |

(日本糖尿病学会編・著：糖尿病食事療法のための食品交換表　第7版．日本糖尿病協会・文光堂，2013，p.28-33を基に作成)

病態が変貌しつつもある．炭水化物は血糖に直接的に関与し食後血糖上昇に影響が大きい，かつ，エネルギー源となる栄養素成分であることから貯蔵エネルギーが過剰な肥満では，その是正を目的に極端な糖質制限★2が行われている現実もある．

★2：糖質制限食と低炭水化物食
糖質制限食とは，糖質を多く含有する飯・パン・麺類・いも類などを禁忌とし，糖質の摂取を制限するもので，糖質の含有量のきわめて少ない魚類・肉類などの摂取制限はない．低炭水化物食とは，総エネルギー量あたりの炭水化物量摂取の比率を低く抑えるために炭水化物の摂取量を制限するもの．理論的には，糖質制限食では，摂取総エネルギー量は摂取制限のない食物の摂取量により決定される．一方，低炭水化物食は摂取（指示）総エネルギー量により炭水化物の摂取量が決定される．

★3：脱落率
ある介入を行う際に，その介入そのものに現実性があるか否かを推測する必要がある．脱落率が高ければ，その介入の現実性は低くなる．また，実際に介入を行い，その結果，脱落率が高ければ，介入による有用性が認められたとしても，脱落した者の状況が不明であるので，真の有用性を立証したとはいえない．

### ●炭水化物を極端に制限することの是非

Foster[1]やStern[2]らにより，炭水化物制限★2の効果が示されている．これらの研究は，炭水化物を制限しエネルギーを自由に摂取させた群が，総エネルギーと脂質を制限した群より6カ月目での体重減少を明らかにした．しかし，その後に解析されたメタ解析は，**1年で体重減少に差はなくなり，炭水化物制限では血中LDLコレステロールが増加し，かつ50%の脱落率★3で長期の効果の有効性は明らかにはされていない**[3]．

肥満の解消によりインスリン分泌を補完し，高血糖の改善ならびに糖尿病の病態を是正することは食事療法の目的でもある．しかし，インスリンの作用は糖代謝に限定するものではなく，脂質ならびにたんぱく質代謝にも及ぶ．また，これらの栄養素はエネルギー基質として相互に関連し，かつ糖尿病では動脈硬化性疾患や腎症などを合併することから，これらの予防を考慮しなければならない．そのため，飽和脂肪酸，多価不飽和脂肪酸をそれぞれ7%，10%以内とし，加えて，たんぱく質摂取量と心血管疾患発症率との相関も報告されている[4]ことから，たんぱく質量は標準体重1kgあたり1.0～1.2gとし，摂取の上限量を設定している．

### ●炭水化物の適正量は

総摂取エネルギー量が一定であると，エネルギー基質（炭水化物，たんぱく質，脂質）の総量も一定となり，炭水化物エネルギー比率が下がれば，たんぱく質あるいは脂質エネルギー比率は高まる．結果，**炭水化物エネルギー比率は，脂質ならびにたんぱく質量から必然的に規定される**．そこで，**表11-1**に示した炭水化物エネルギー比率60%・55%・50%の下限値である50%からたんぱく質量を確認すると，標準体重1kgあたり1.2gを超えることがわかる．

したがって，糖尿病患者の高齢化による潜在的な腎障害の合併例，あるいは腎症第2期以降では，炭水化物エネルギー比率50%の適用は考慮しなければならない．一方，炭水化物の適正量は，最低必要量である100g/日を確保し，食習慣を考慮し，嗜好性あるいは遵守性への担保を適える必要がある．

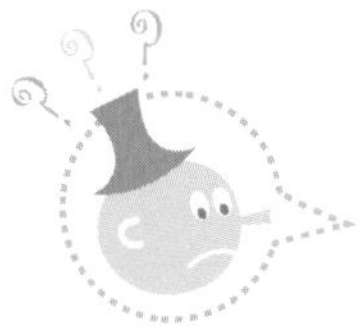

## エビデンスは？

### ●炭水化物の量とエネルギー比率，総エネルギー量が問いかけるものは

炭水化物制限の体重減量効果は，炭水化物制限にともなう総エネルギーの低下による場合もあることから，炭水化物さえ制限すれば減量効果があるとは，結論づけられない[2]．DIRECT研究[5]は，炭水化物は最大120g/日をめざしたが，実際はエネルギー比率40%程度の低炭水化物食，低脂質食，地中海食の体重減量効果を追跡した．この研究では，2年間を通し地中海食と低炭水化物食で体重が減量し，血

清脂質プロファイルやインスリン抵抗性を改善したが，糖尿病群においては後者の効果が地中海食でもっとも有効であった[5)]．さらにJohnston[6)]らによるメタ解析では，低炭水化物食，低脂肪食での体重減量に有意差はないことが確認されている．

これら先行研究は，食事療法の効果は栄養素相互の関係によるもので，特定の栄養素の効果の抽出のむずかしさや，多様な嗜好や，食文化の重要性に言及しているようである．

### ●エビデンスをどのようにして栄養食事療法の実践に適応させるか

2013年に出された「日本人の糖尿病の食事療法に関する日本糖尿病学会の提言」では，「炭水化物を50～60%エネルギー，たんぱく質20%エネルギー以下を目安とし，残りを脂質とする」としている．一方，「糖尿病腎症などの合併症の有無や他の栄養素の摂取比率・総エネルギー摂取量との関係の中で，炭水化物の摂取比率を増減させることを考慮してもよい」としている．しかし，**「インスリン作用不足状態における安全性の面から，２型糖尿病では１日摂取量は100ｇ以上とし，１型糖尿病では病態に合わせて別個の検討を要する」としている**．

慢性かつ進行性の２型糖尿病，絶対的なインスリン不足状態の１型糖尿病では，生涯にわたる療養が求められる．結果，食事療法はその実践への遵守のみならず維持継続が重要となる．維持継続には患者個々人の嗜好や食への価値観を無視することはできない．そして食事療法に自由度が存在し，その幅が大きいことも大切である．そのため，栄養食事療法の実践では，糖尿病の多様な病態を診療録から読み取り，食事・栄養指導の処方箋の意図を十分理解し，日常の食生活を聴取し，食への価値観，嗜好などについて糖尿病療養の観点からアセスメントすることが求められる．

## 実践へどう活かすか？

### ●個々の患者ごとの炭水化物エネルギー比率の適用はどのように進めるのか

**１日の指示単位（指示エネルギー量）の配分は，例として示したものにすぎない．単位配分は，病態や合併症の有無，年齢，性別，食習慣，社会生活環境など十分に配慮して患者個々により決定する**．

次に，「食品交換表」による炭水化物エネルギー比率の実際を示す．まず，患者ごとの単位配分より，**表11-2**の１単位あたりの栄養素の平均含有量[★4]に示されている炭水化物量により換算して求める（例：**表11-1**の単位配分例の最上段の１日15単位では「表1：7単位，表2：1単位，表3以降略す」で，**表11-2**で示されている「表1，表2」の炭水化物量はそれぞれ18ｇ，19ｇで，表1：7単位×18ｇ/単位，表2：1単位×19ｇ/単位，表3以降同様に換算する）．次に換算した「表1～調味料」の炭水化物量を合計し，これに炭水化物1ｇあたりのエネルギー4kcalを乗じ，総エネルギー量で除し比率を求める（例：737.6kcal÷1,200kcal×100%）．また，同様にたんぱく質量とエネルギー比率，脂質量とエネルギー比率を算出する．算出された各栄養素量およびエネルギー比率と患者個々の病態ならびに合併症の状況を考

**★4：単位あたりの栄養素の平均含有量**
日本人一般の栄養摂取（食品摂取）の現状から食品の選択を推定した，「各表」ごとの掲載食品の１単位あたりの食品重量中の栄養素成分の平均である．「各表」に分類された食品の選択は，同一「表」内の食品であれば患者の嗜好により自由であるので，食品の選択に偏りがある場合や，ある特定の栄養素成分制限の食事療法に用いる際は，「平均含有量」であることに留意する．

表 11-2　食品分類表

| 食品の分類 | 食品の種類 | 1 単位（80 kcal）あたりの栄養素の平均含有量 | | |
|---|---|---|---|---|
| | | 炭水化物（g）<br>1g あたり 4kcal | たんぱく質（g）<br>1g あたり 4kcal | 脂質（g）<br>1g あたり 9kcal |
| 炭水化物を多く含む食品（Ⅰ群） | | | | |
| 表 1 | 穀物/いも/炭水化物の多い野菜と種実/豆（大豆を除く） | 18 | 2 | 0 |
| 表 2 | くだもの | 19 | 1 | 0 |
| たんぱく質を多く含む食品（Ⅱ群） | | | | |
| 表 3 | 魚介/大豆とその製品/卵，チーズ/肉 | 1 | 8 | 5 |
| 表 4 | 牛乳と乳製品（チーズを除く） | 7 | 4 | 4 |
| 脂質を多く含む食品（Ⅲ群） | | | | |
| 表 5 | 油脂/脂質の多い種実/多脂性食品 | 0 | 0 | 9 |
| ビタミン，ミネラルを多く含む食品（Ⅳ群） | | | | |
| 表 6 | 野菜（炭水化物の多い一部の野菜を除く）/海藻/きのこ/こんにゃく | 14 | 4 | 1 |
| 調味料 | みそ，みりん，砂糖など | 12 | 3 | 2 |

（日本糖尿病学会編・著：糖尿病食事療法のための食品交換表　第7版．日本糖尿病協会・文光堂，2013，p.13より引用）

慮し，適応させる．ただし，換算により算出した栄養素量およびエネルギー比率は，あくまでも1単位あたりの栄養素の平均含有量であることに留意したい．

**●入院時食事療養による食事の提供はどのようにするのか**

提供する食事にどのように活用するかは，それぞれの医療機関における入院患者の特性（年齢層の平均・中央，合併症精査やコントロールなど入院の目的），糖尿病診療医師の治療方針などにより，適応する炭水化物エネルギー比率を決定する．また，入院時食事療養の診療報酬の算定基準に適応させるには院内約束食事箋との整合を図っておくことも必要となる．さらに，供食する食事を栄養教育の指導媒体として活用する際のあり方，厨房内の調理・調整能力も考慮しておきたい．

［本田佳子］

**●参考文献**

1）Foster GD, Wyatt HR, Hill JO, et al：A randomized trial of a low-carbohydrate diet for obesity. N Engl J Med **348**：2082-2090, 2003.

2）Stern L, Iqbal N, Seshadri P, et al：The effects of low-carbohydrate versus conventional weight loss diets in severely obese adults：One-year follow-up of a randomized trial. Ann Intern Med **140**：778-785, 2004.

3）Nordmann AJ, Nordmann A, Briel M, et al：Effects of low-carbohydrate vs low-fat diets on weight loss and cardiovascular risk factors：A meta-analysis of randomized controlled trials. Arch Intern Med **166**：285-293, 2006.

4）Halbesma N, Bakker SL, Jansen DF, et al：High protein intake associates with cardiovascular events but not with Loss of Renal Function. J Am Soc Nephrol **20**：1797-1804, 2009.

5）Shai I, Schwarzfuchs D, Henkin Y, et al：Weight loss with a Low-Carbohydrate, Mediterranean, or Low-Fat Diet：Dietary Intervention Randomized Controlled Trial（DIRECT）Group. N Engl J Med **359**：229-241, 2008.

6）Johnston BC, Kanters S, Bandayrel K, et al：Comparison of weight loss among named diet programs in overweight and obese adults：a meta-analysis. JAMA **312**：923-933, 2014.

# Q-12 「食品交換表」に準拠してカーボカウントの指導用テキストが示されましたが，それはどのようなものでしょうか？

**A-12** 「糖尿病食事療法のための食品交換表」第７版ならびに，その「活用編」第２版への改訂を受けて，2017 年４月に日本糖尿病学会食品交換表編集委員会が発行した糖尿病の食事療法のためのテキストである．「カーボカウントの手びき『糖尿病食事療法のための食品交換表』準拠」と，指導者用に「［医療者のための］カーボカウント指導テキスト『糖尿病食事療法のための食品交換表』準拠」がある．カーボカウントとは食事中の炭水化物（糖質）量を把握して糖尿病治療に役立てる方法をいい，基礎カーボカウントと応用カーボカウントから構成されている．本書を活用する点で重要なことは，「食品交換表」に基づいた栄養指導の知識を身に付けていることを前提としていること，基礎カーボカウントを習得した後に応用カーボカウントへ進むことを推奨していることである．ただし，１型糖尿病患者では同時に指導する場合もある．

## それはなぜか？

糖尿病の治療目標は血糖値を適正範囲に保ち，合併症の発症と進展を予防または抑制し，健康寿命を延長することである．糖尿病患者における食事療法は，病期にかかわらず治療の基本である．

わが国では食品交換表を用いた栄養学が発展しており，1963年に日本糖尿病学会年次学術集会において全国的に統一した食品交換表を作成することで一致し，1965年に日本糖尿病学会編「糖尿病治療のための食品交換表」(以下，「食品交換表」)の初版が発行された．

「食品交換表」では食品を栄養素によって4群6表に分類しており，それぞれの表から指示された適正量を摂取することで，1日のエネルギー摂取量を適正にし，栄養バランスのとれた食品構成にすることができる．主食と副食から形成される品目の多い和食では日常に取り入れやすく，わが国の食事療法の指導では長く用いられてきた．

カーボカウントとは英国で長年用いられてきた食品選択法で，食事中の炭水化物(糖質)の摂取量を調節して良好な血糖コントロールへつなげる食事計画法，患者教育法である．

近年では和食以外の食事の普及，外食・中食[★1]の増加，生活リズムが多様化したことや，「食品交換表」の単位配分を守っているものの血糖コントロールが安定しないことがあるため，食事中の炭水化物に対する社会的な関心が高まってきた．

★1：中食(なかしょく)
家庭外で調理された食品(例：スーパーなどの弁当，冷凍食品，出前，宅配ピザなど)を購入しもち帰る，あるいは配達してもらい，食べること．各家庭における外食，中食の割合は年々増加している．

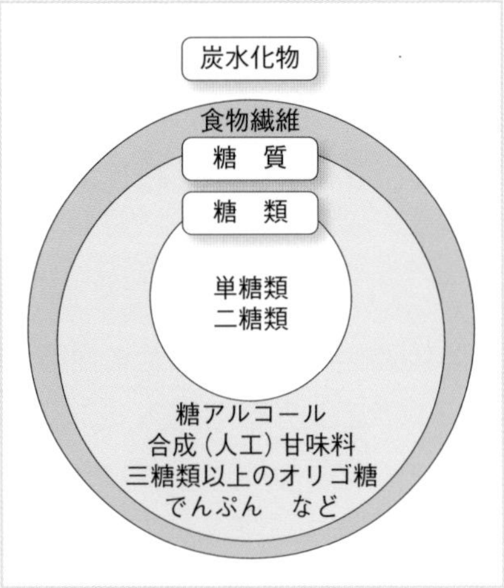


**図 12-1　炭水化物の分類**
（日本糖尿病学会編・著：［医療者のための］カーボカウント指導テキスト「糖尿病食事療法のための食品交換表」準拠．文光堂，2017，p.3より転載）

こうした背景があり，2017年4月に「カーボカウントの手びき『糖尿病食事療法のための食品交換表』準拠」，「［医療者のための］カーボカウント指導テキスト『糖尿病食事療法のための食品交換表』準拠」（以下，「カーボカウント指導テキスト」）が日本糖尿病学会から発行された．この**「カーボカウント指導テキスト」と「食品交換表」の目的は同じで，どちらかを選択するものではなく，両方とも習得することで，血糖と食事の関係に関する理解が深まり，さらに安定した血糖コントロールへつなげることができる**．

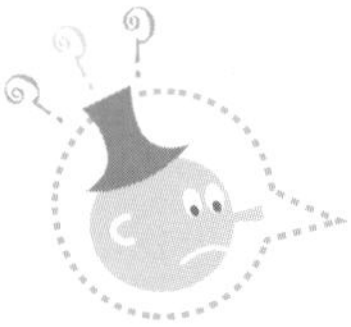

## エビデンスは？

### ●炭水化物（糖質）と血糖の関係

食品は炭水化物，たんぱく質，脂肪（三大栄養素），ビタミン，ミネラルや水分を含んでいる．このうち炭水化物が血糖値をもっともすばやく，もっとも大きく上昇させる栄養素である（p.21，**図5-1**参照）．炭水化物には，エネルギーになる糖質とエネルギーにならない食物繊維がある（**図12-1**）．食物繊維は血糖上昇には寄与せず，カーボカウントで対象とするのは糖質であり，本稿では糖質と食物繊維を区別して記載する．1970年代に食事の栄養素の割合によって食後血糖値やインスリン必要量が異なることが報告され，1980年代に糖質量とインスリン必要量に関連があることが報告された．Serviceらは1型糖尿病患者8人に対してグルコースクランプ法[★2]を用いて，糖質量が多いほど食後血糖値と食後インスリン必要量が増加することを示した[1]．

★2：グルコースクランプ法
数本の血管カテーテルを用いて，連続的に採血・血糖測定を行い，血糖値を一定に保つために必要なブドウ糖やインスリン注入量を検査する．血中インスリン濃度を一定にしてインスリン抵抗性や皮下インスリン注射の効果を調べる場合や，食事負荷に必要なインスリン注入量を調べる場合などがある．

### ●カーボカウントの歴史，エビデンス，分類

1990年代前半，1型糖尿病患者において強化インスリン療法が糖尿病合併症を予

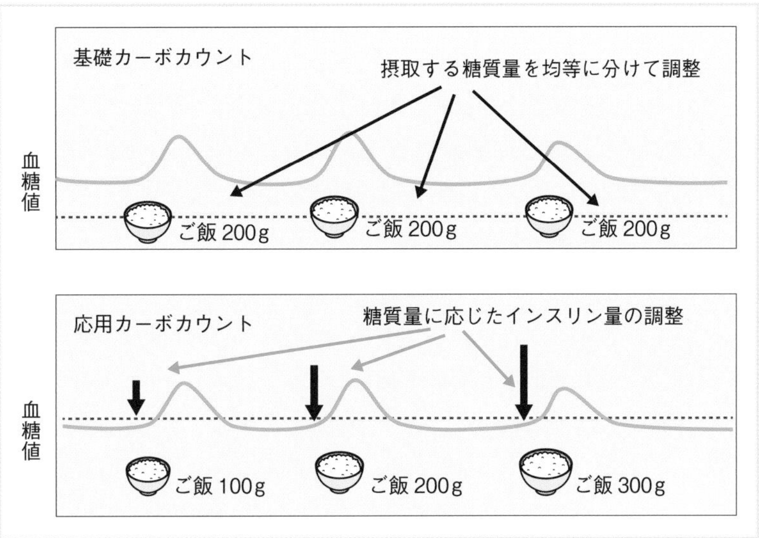


図 12-2　基礎カーボカウントと応用カーボカウント（イメージ）
（日本糖尿病学会編・著：[医療者のための] カーボカウント指導テキスト「糖尿病食事療法のための食品交換表」準拠．文光堂，2017，p.5 を参考に作成）

防，遅延させることを示した大規模臨床研究であるDCCT[2]において，食事療法の一つにカーボカウントが使用され，食品選択の柔軟性や食後血糖上昇における利点が報告された．報告前は日本の「食品交換表」に似たfood exchange listを使用した食事療法が主流であったが，DCCT以降カーボカウントが大きく注目されるようになった．そして2002年に英国の多施設無作為化比較試験であるDAFNE研究[3]が報告された．この報告では，1型糖尿病患者169人にカーボカウントを教えたところ，HbA1c値が改善し，治療満足度や幸福感が高まったことが示された．そして超速効型インスリンアナログ★3が生産されたことやインスリンポンプの発展により，カーボカウントは重要な役割を果たし一般的となった．

しかし，糖質のみに着目しバランスのいい食品構成について学ばなければ，偏った食事内容となり脂質，たんぱく質の代謝異常により心血管病変のリスクが増える可能性がある．米国食事療法協会ではカーボカウントの教育到達度として3つのレベルを規定している★4 [4,5]．日本では基礎カーボカウント，応用カーボカウントとして区別している（**図 12-2**）．**基礎カーボカウントとはカーボカウントの原則を理解し，適切なエネルギー量から適切な糖質量を算出し，ほぼ均等に分配し，規則正しい食事間隔で摂取することである．応用カーボカウントとは食事に含まれる糖質量を把握し，それに合わせてインスリン量を調整する方法である．**

### ●他国における食事療法，カーボカウントの位置付け

#### 国際小児思春期糖尿病学会（ISPAD）臨床診療コンセンサスガイドライン2014[5]

米国糖尿病協会（2005），オーストリア政府保健高齢化省（2011），英国国立医療技術評価機構（2004）の1型糖尿病に対する提言を反映したISPADの「臨床診療コ

**★3：超速効型インスリンアナログ**
アナログは「似せたもの」を意味しており，遺伝子工学によってインスリンの一部のアミノ酸を置換し，皮下で六量体から単量体へ解離するのが早い．そのため作用発現時間が10〜20分と早く，持続時間が3〜5時間と短い．インスリンアスパルト（ノボラピッド），インスリンリスプロ（ヒューマログ），インスリングルリジン（アピドラ）がある．

**★4：米国食事療法協会が規定するカーボカウントの3つのレベル**
レベル1（basic）：炭水化物と食後血糖上昇の関係を知り，食事中の炭水化物を適切に，一定にするレベル．
レベル2（intermediate）：規則正しく適切な炭水化物量の食事と糖尿病治療や運動の関連を知り，血糖コントロールすることを学ぶレベル．
レベル3（advanced）：インスリン強化療法，インスリンポンプを行っている患者に適応される．食事の炭水化物量に一致したインスリン量を炭水化物/インスリン比を使用して調節するレベル．
基礎カーボカウントはレベル1，2に，応用カーボカウントはレベル3に相当すると考えられる．

ンセンサスガイドライン2014」では，小児思春期糖尿病患者の食事療法の管理について，“適正な成長，発達と健康のために十分で適切なエネルギー摂取と栄養を提供すること”と示している．また，カーボカウントについては“食品の選択の柔軟性が増し，血糖コントロールとQOLを改善する”としているが，“健康的な食事を第一とし，唯一の食事計画法とみなすべきではない”と示している．

**米国糖尿病協会（ADA）**[6]

ADAが推奨する成人糖尿病の食事療法では“すべての1型，2型糖尿病患者に栄養教育が行われるべきで，過体重，肥満2型糖尿病患者はエネルギー摂取量を減らし健康的な食事を推奨する”としている．また，カーボカウントについては“炭水化物摂取量をモニタリングすることは，カーボカウントを行うかどうかにかかわらず，血糖コントロールの点で重要である”とし，“1型糖尿病患者においては，カーボカウントを用いたインスリン治療は血糖コントロールを改善する”と示している．

## 実践へどう活かすか？

### ●カーボカウントの適応

国際学会ではカーボカウントの有用性を高く評価しているが，カーボカウントとあわせて適正なエネルギーと食品バランスを学ぶ栄養指導，教育を推奨している．日本糖尿病学会が発行した「カーボカウント指導テキスト」でも，指導前に「食品交換表」に基づいた栄養指導の知識を身に付けておくこと，基礎カーボカウントを習得した後に応用カーボカウントへ進むことを推奨しており，「食品交換表」に基づいた栄養指導をまず行い，血糖コントロールが改善しストレスを感じない糖尿病患者にはあえてカーボカウントを行う必要はないとしている．

2型糖尿病患者のうち，とくに肥満，過体重の患者においては，「食品交換表」に基づいた適切な1日エネルギー量やバランスのよい栄養構成の知識を習得した後，基礎カーボカウントから応用カーボカウントへと進むのが望ましい．インスリン強化療法やインスリンポンプを使用する糖尿病患者には，カーボカウントを導入することは有用である．1型糖尿病患者には基礎カーボカウント，応用カーボカウントを同時に開始する場合もある[7,8]．妊娠糖尿病や糖尿病合併妊娠の患者においても，食後血糖上昇を抑える目的で指導するのは有用である．

**重要なことは患者の病型，生活スタイル，治療方法や食事療法の理解度を指導者が認識し，食事療法を選択，もしくは組み合わせて根気強く指導をしていくことである．また，経過や生活スタイルの変化があれば，患者の日常の食生活に取り入れやすいように適宜修正を加えることも必要である**．

次稿Q13では，カーボカウントの導入の実際やそのポイントについて述べる．

［西川直子，川村智行］

●参考文献


1) Service FJ, Rizza RA, Hall LD, et al：Prandial insulin requirements in insulin-dependent diabetics：effects of size, time of day, and sequence of meals. J Clin Endocrinol Metab **57**：931-936, 1983.
2) Anderson EJ, Richardson M, Castle G, et al：Nutrition interventions for intensive therapy in the Diabetes Control and Complications Trial. The DCTT Research Group. J Am Diet Assoc **93**：768-772, 1993.
3) DAFNE Study Group：Training in flexible, intensive insulin management to enable dietary freedom in people with type 1 diabetes：dose adjustment for normal eating (DAFNE) randomized controlled trial. BMJ **325**：746, 2002.
4) Gllespie SJ, Kulkarni KD, Daly AE：Using carbohydrate counting in diabetes clinical practice. J Am Diet Assoc **98**：897-905, 1998.
5) Smart CE, Annan F, Bruno LP, et al：ISPAD Clinical Practice Consensus Guidelines 2014. Nutritional management in children and adolescents with diabetes. Pediatr Diabetes Suppl **20**：135-153, 2014.
6) Evert AB, Boucher JL, Cypress M, et al：Nutrition therapy recommendations for the management of adults with diabetes. Diabetes Care **36**：3821-3842, 2013.
7) 日本糖尿病学会編・著：[医療者のための] カーボカウント指導テキスト「糖尿病食事療法のための食品交換表」準拠．文光堂，2017.
8) 日本糖尿病学会編・著：カーボカウントの手びき「糖尿病食事療法のための食品交換表」準拠．文光堂，2017.

# Q-13 カーボカウント導入の実際やポイントについて教えてください.

A-13 カーボカウントは，基礎カーボカウントと応用カーボカウントから構成されている．基礎カーボカウントとはカーボカウントの原則を理解し，適切なエネルギー量から適切な糖質量を算出し，ほぼ均等に分配し，規則正しい食事間隔で摂取することである．応用カーボカウントとは食事に含まれる糖質量を把握し，それに合わせてインスリンを調節する方法である．カーボカウントを行う際は，基礎カーボカウントでは 1）カーボカウントの原理を知る，2）糖質を多く含む食物を把握する，3）1日の指示エネルギーから適切な糖質量を算出する，4）糖質量の計算方法を知る，といった段階をふまえて指導する．応用カーボカウントでは上記 1）～4）に加えて，糖質量に見合った追加インスリン量の調整方法を指導する．導入した後は患者の生活スタイルにあっているかどうか，糖質量の見積もりは正確にできているかの確認を行うことが大切である．

炭水化物は糖質と食物繊維からなり，食物繊維はエネルギーにはならず血糖上昇にはほとんど寄与しないので，本稿では糖質と食物繊維を区別して記載する．

## 導入の手順は？

### ●基礎カーボカウントの導入

**1）カーボカウントの原理を知る**

原理に関してはQ12で記述したとおりである．インスリン治療を行っていない患者における基礎カーボカウントでは，食事の糖質量を均等にそろえて，血糖の変動を少なくすることが重要である．

**2）糖質を多く含む食物を把握する**

「食品交換表」で糖質を多く含む食品を**表13-1**に示す．「表1，表2，表4，調味料」に分類された食品に糖質を多く含む．

**3）1日の指示エネルギーから適切な糖質量を算出する**

1日の適切な摂取エネルギー量は身長，体重，年齢，身体活動度などを考慮して医師が指示する．糖質の摂取割合は，患者の病態や食習慣などにより50%，55%，60%と個別に決める．たとえば1日の指示エネルギー量が2,000 kcalで糖質の配分が60%の場合，糖質の指示摂取エネルギー量は1,200 kcalとなる．糖質は1 g＝4 kcalなので，糖質の指示摂取量は300 gと算出される．**1食に摂取する糖質目安量（g）＝糖質の指示摂取量（g）÷3**と3食の糖質が均等になるように分配する．間

表 13-1 「食品交換表」で糖質を多く含む食品

| 食品交換表 | 糖質を多く含む食品 |
|---|---|
| 表 1 | 穀物<br>いも<br>炭水化物の多い野菜と種実<br>豆（大豆を除く）[注1] |
| 表 2 | くだもの[注2] |
| 表 4 | 牛乳と乳製品（チーズを除く） |
| 調味料 | みそ，みりん，砂糖など |
| アルコール飲料 | 糖質を含む醸造酒，糖添加酒 |
| し好飲料 | 砂糖・ブドウ糖を多く含む飲料 |
| 菓子類 | |

注 1）豆は食物繊維を多く含み，糖質は重量の約半分.
注 2）果糖を多く含む.
（日本糖尿病学会編・著：カーボカウントの手びき「糖尿病食事療法のための食品交換表」準拠．文光堂，2017，p.10 より引用改変）

表 13-2 「食品交換表」を使用する計算方法
各表における 1 単位あたりの平均炭水化物量（g）と糖質量（g）への見積もり
（1 日 15 単位（1,200kcal）で炭水化物 60％の場合）

※糖質量≒炭水化物量

| | 表 1 | 表 2 | 表 3 | 表 4 | 表 5 | 表 6 | 調味料 | 合計 |
|---|---|---|---|---|---|---|---|---|
| 1 単位あたりの平均炭水化物量（g） | 18 | 19 | 1 | 7 | 0 | 14 | 12 | — |
| 1 食分の単位数（単位） | 2 | 0.5 | 0.5 | 0.5 | 0.2 | 0.4 | 0.1 | 4.2 単位 |
| 炭水化物量（g） | 18×2=36 | 19×0.5=9.5 | 1×0.5=0.5 | 7×0.5=3.5 | 0×0.2=0 | 14×0.4=5.6 | 12×0.1=1.2 | 56.3g |

（日本糖尿病学会編・著：カーボカウントの手びき「糖尿病食事療法のための食品交換表」準拠．文光堂，2017，p.12 を参考に作成）

食をとる場合は，**1食に摂取する糖質目安量（g）＝糖質の指示摂取量（g）－間食糖質量÷3**となる.

**4）糖質量の計算方法を知る**

食事全体の糖質量を計算する場合に，素材や材料の糖質量から計算するという方法は，煩雑であるため推奨できない．とくに患者が計算する場合は，その負担が大きくバーンアウトにつながるので避けたほうがよい．ここでは比較的簡単な糖質量の見積り方法を3つ紹介する.

①「食品交換表」を使用する計算方法（**表 13-2**）

各表における1単位（80 kcal）あたりの平均炭水化物量（g）（**表 13-2**）を用いて，表ごとの炭水化物量を算出し，合計を1食分の炭水化物量とする．利点はエネルギーの算出と炭水化物量の算出が同時にできること，栄養バランスの良好な食品構成ができることである．注意事項としては，炭水化物量を示しており食物繊維を含んでいる点，各表の炭水化物量は多くの食品の平均値を用いており食品によっては誤差が大きい点，応用がききにくい点である.

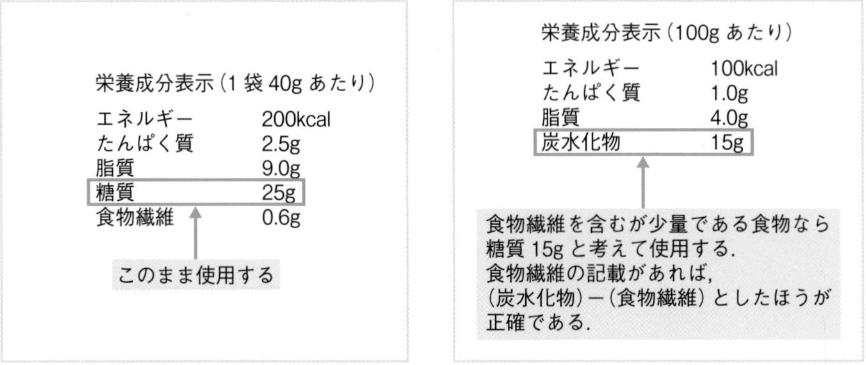


図 13-1　栄養成分表示を使用する計算方法（例）

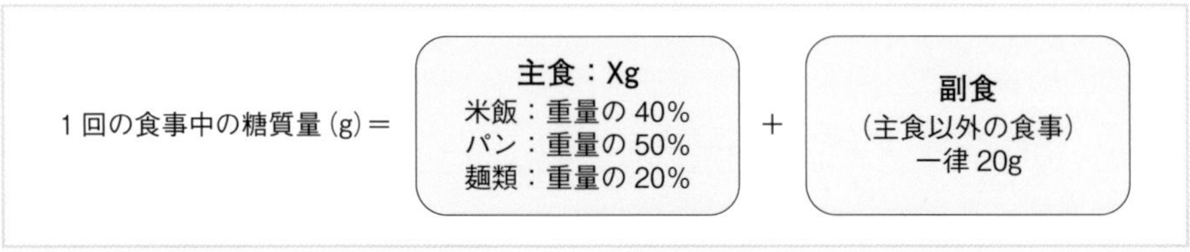


図 13-2　主食と副食に基づく簡易計算式を使用する計算方法
（日本糖尿病学会編・著：カーボカウントの手びき「糖尿病食事療法のための食品交換表」準拠．文光堂，2017，p.20 より引用改変）

**②栄養成分表示を使用する計算方法（図 13-1）**

販売されている容器包装に入った加工食品や添加物を利用する場合は，外装に表示されている栄養成分表示を参考にできる．利点は計算する必要がない点である．注意事項は「炭水化物」の表示は義務付けられているが，「糖質」，「糖類」，「食物繊維」の表示は任意である点である．また，表示する食品単位が100 g（重量）もしくは100 mL（容量）の表示なのか，あるいは1食分，1包装，その他1単位の表示なのか確認すること，自分の食品の摂取量から糖質量を換算することが必要である．

**③主食と副食に基づく簡易計算式を使用する計算方法（図 13-2）**

栄養バランスに配慮したメニューにおいては，摂取する糖質の7～8割は「食品交換表」の「表1」の食品，つまり主食から供給される．黒田らは米飯の重量の約40％，パンの重量の約50％，麺類の重量の約20％が糖質量であると報告した[1]．また副食（主食以外の食事）における糖質量は約20 gと見積もることができるとし，これらを簡易計算法として報告した[2]．この見積もり法は簡易であり習慣化しやすい利点がある．注意事項は調理方法によっては糖質の割合が異なる点，計量できない場合は普段の主食量に対するみた目での見積もりとなるので誤差が生じやすい点，栄養バランスを考慮していないメニューでは副食は一律20 gではない可能性がある点である．

①～③のどの方法も知っておき，状況に応じて使用できることが理想である．

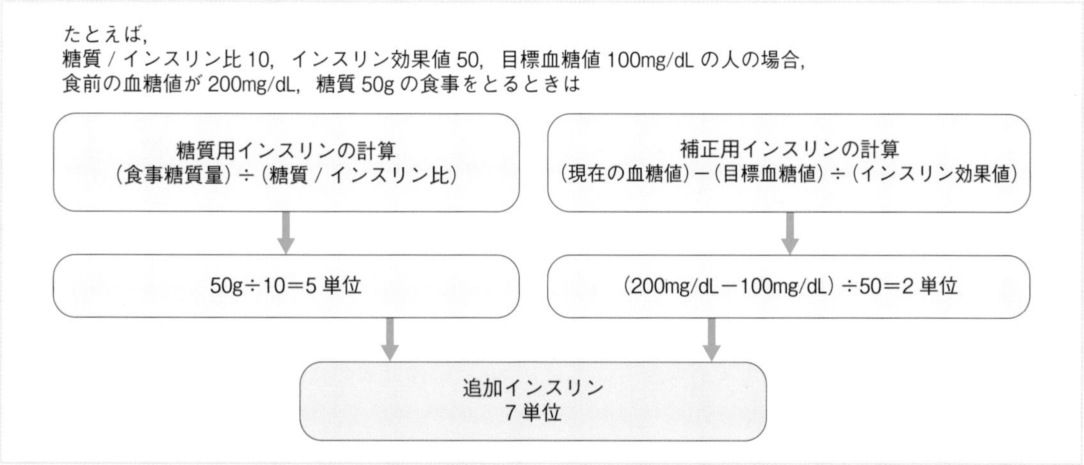


図 13-3　応用カーボカウントでのインスリンの調整方法

糖質量の計算にはどうしても誤差があること，食べる順番やスピードによって摂取糖質量と食後血糖の関係は食事ごとに異なること，個人差があることから，計算の正誤にこだわらず，カーボカウントを長く続けることや習慣化することに重点を置いたほうがよい．

### ●応用カーボカウントの導入

上記1)～4)の後，もしくは同時にインスリンの調節方法(カーボカウントを用いて追加インスリンを決定すること)を指導する．追加インスリンは①糖質用インスリン，②補正用インスリンの二つに分け考えると使用しやすい(**図13-3**)．

**①糖質用インスリン**

摂取する糖質を処理するインスリンのこと．糖質用インスリンの単位数は糖質/インスリン比[★1](g/単位)を用いて以下のように計算する．

**糖質用インスリン(単位)＝食事中の糖質量(g)÷(糖質/インスリン比)**

★1：糖質/インスリン比
糖質/インスリン比とは追加インスリン1単位で処理される糖質量を示す．糖質/インスリン比が10の場合は，糖質20g摂取するときに，追加インスリンは20÷10=2単位必要と考える．インスリン/糖質比と表示される場合もあり，これは糖質1gに対してインスリンが何単位必要かを示す．インスリン/糖質比が0.1の場合は，糖質20g摂取するときに追加インスリンは20×0.1=2単位必要と考える．

**②補正用インスリン**

その時点での血糖を目標血糖へと補正するためのインスリン．補正用インスリンの単位数はインスリン効果値[★2]を用いて以下のように計算する．

**補正用インスリン(単位)＝(現在の血糖値−目標血糖値)÷インスリン効果値**

食事前の追加インスリンは糖質用インスリンと補正用インスリンを合計した単位数を投与する．

★2：インスリン効果値
インスリン効果値とは，1単位の超速効型インスリンまたは速効型インスリンを投与し低下する血糖値を表す．インスリン効果値が100の場合は1単位の超速効型インスリンの投与で約4時間後に血糖は100mg/dL低下すると考える．

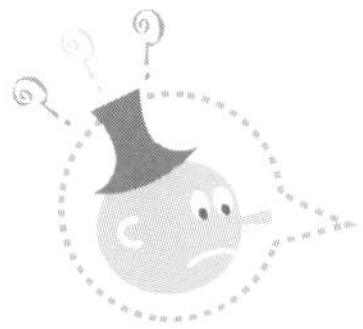

## エビデンスは？

### ●簡易計算式での糖質量の算出の根拠

2010年に黒田らは「食品交換表」に沿った糖尿病食を用いて，主食および副食に含まれる糖質量を「五訂増補日本食品標準成分表」から求めた．その結果より，主食の米飯は重量の40%，パンは重量の50%，麺類は重量の20%，副食は一律約

表 13-3　当院の応用カーボカウントの初回導入設定

| 1 日総インスリン量 | 糖質 / インスリン比 | インスリン効果値 |
| --- | --- | --- |
| 30 単位以上 | 10 | 50 |
| 20～30 単位 | 15 | 80～100 |
| 20 単位未満<br>低年齢児 | 20 | 100 |

20 gの糖質を含有するという簡易計算式を作成した．そして，糖尿病食を用いて簡易計算式から求められる糖質量と「五訂増補日本食品標準成分表」から求められる糖質量を比較すると，いずれのエネルギー量の食事でも90％以上の確率で誤差は±10 gであったことを報告した[1,2]．糖質量の見積もりに±10 gの誤差があったとしても，食後血糖値には差が生じないとの報告[3]があり，簡易計算式はわかりやすいだけでなく，臨床的エビデンスもある方法であるといえる．

## 実践へどう活かすか？

### ●カーボカウント導入

当院では1型糖尿病患者が多く，基礎カーボカウントと同時に応用カーボカウントを教えている．当院で作成した「主食と副食の見積もりのコツ」を患者に配布し，簡便に糖質の見積もりができるように指導する．その後糖質/インスリン比やインスリン効果値といったインスリンの調整方法を指導している（当院では10 gを1カーボとして，インスリン/カーボ比を用いている）[4]．また，インスリンポンプ患者が多いのだが，ボーラスウィザードを使用することで，さらにカーボカウントを簡単に行うことができる．ボーラスウィザードとは糖質/インスリン比，インスリン効果値の設定をしていれば，食前血糖値と摂取糖質量の入力のみで追加インスリン量が自動で算出される機能である．残存インスリン時間が考慮されているので低血糖のリスクが低くなり，当院では使用を推奨している．

### ●糖質/インスリン比，インスリン効果値の初回設定

糖質/インスリン比，インスリン効果値は導入時の初回設定として1,800ルール，1,500ルール★3，500ルール★4で計算することもあるが，実際の数値とは異なることが多く，当院では1日総インスリン量や年齢で，導入時の糖質/インスリン比，インスリン効果値を2～3段階で決めている（**表13-3**）．糖質/インスリン比とインスリン効果値をともに簡単な数字で使いはじめて，食後血糖のピーク値ではなく食後4～5時間後の血糖変動をもとに調整する．また糖質/インスリン比とインスリン効果値どちらも，朝食時，昼食時，夕食時でそれぞれ異なることが多く，個々別に調整することが必要である．

### ●目標血糖値

カーボカウントでインスリン効果値を利用して高血糖を補正する場合，目標血糖

★ 3：1,800 ルール，1,500 ルール
超速効型インスリンの場合は 1,800÷(1 日総インスリン量(単位/日)，total daily dose of insulin，TDD）で，速効型インスリンの場合は 1,500÷TDD でインスリン効果値を算出する方法．

★ 4：500 ルール
500÷(1 日総インスリン量(単位/日)，total daily dose of insulin，TDD）で糖質/インスリン比を算出する方法．

値の設定が必要である．インスリン効果値30で血糖値が240 mg/dLのとき，目標血糖値が150 mg/dLの場合は，90 mg/dL下げたいので，補正インスリンは90/30＝3.0単位が必要となる．目標血糖値が100 mg/dLの場合は，140 mg/dL下げたいので，補正インスリンは5単位必要となる．

当院では糖質/インスリン比，インスリン効果値を自分で把握できている人は目標血糖値を100～120 mg/dLに設定する．カーボカウントを導入するとき，低年齢児，夜間低血糖を予防するために眠前の補正用インスリンを投与するときなどは150 mg/dL程度にしている．［西川直子，川村智行］

●参考文献


1）黒田暁生，長井直子，小西祐子・他：食品交換表に基づく新たなカーボカウント指導法．糖尿病 **53**：391-395，2010.

2）黒田暁生，丸山千寿子，松久宗英：第7版食品交換表に基づいた炭水化物50～60％での主食以外の炭水化物含有量．糖尿病 **57**：921-922，2014.

3）Smart CE, Ross K, Edge JA, et al：Children and adolescents on intensive insulin therapy maintain postprandial glycacemic control without precise carbohydrate counting. Diabet Med **26**：279-285, 2009.

4）大阪市立大学大学院医学研究科発達小児医学教室，大阪市立大学医学部附属病院栄養部編：糖尿病のあなたへ かんたんカーボカウント～豊かな食生活のために～．医薬ジャーナル社，2006.

## Q-14 グリセミックインデックス（GI）とグリセミックロード（GL）の考え方について教えてください．なぜ，その活用がすすめられるのでしょうか？

**A-14** グリセミックインデックス（glycemic index：GI）[1)]は，食物を摂取したあとの血糖上昇曲線下面積（the incremental area under the blood glucose response curve：IAUC）について，同量のブドウ糖摂取時に得られるIAUCを100とした場合の相対値で（**図14-1**），**食物中の炭水化物の「質」の指標となる**．GIの測定は標準化され，各種食品のGIの国際表が作成されている[2)]．

グリセミックロード（glycemic load：GL）は，GIに炭水化物摂取量を乗じた値で（**図14-2**），**摂取した炭水化物の「質と量」を同時に示す指標**で，「基準食品（ブドウ糖）何gに相当する影響を血糖値に与えるか」を示している．たとえば，**GIが低い食物であっても，その摂取量が多い食事のGLは高くなり，逆に，GIが高い食物であっても，摂取量が少ない食事のGLは低くなる**．

食後高血糖★1の管理にあたり，食後2時間の血糖上昇を指数化し食物中の炭水化物の質を指数化したGIと炭水化物の質と量を指数化したGLは，食後高血糖の改善および血糖コントロールの管理に有用であるか注目されている．しかし，食後高血糖および血糖コントロールに長期にわたって有用であるというエビデンスは得られていない．結果，摂取エネルギー量に占める割合の多い食品選択に用いるにとどめる活用が適当とされる．

★1：食後高血糖(postprandial hyperglycemia)
食後の血糖値が高い症候．通常，食事のあと血糖値は上昇するが2～3時間以内には食事の前の値に戻る．国際的な指針では，食後2時間の血糖値が140mg/dLを上回る場合を「食後高血糖」と定義し，糖尿病の治療目標を160mg/dLを上回らないとしている．

## それはなぜか？

### ●血糖上昇への影響の要因

同じ量の炭水化物でも血糖が上昇しやすいものと，そうでない食物があり，その上昇の程度を指数化したものがGIである．血糖上昇は，摂取された糖質が胃から排出される速度や，小腸で消化吸収される速度によっても変化することから，食物のGIへの影響は，糖質の消化吸収，軟らかさ，液状化などの食品の形態，そして食物中に含まれる炭水化物以外の栄養素成分である，脂質，たんぱく質，食物繊維の含有量や割合などの因子があげられる[3,4)]（**表14-1**）．

脂質やたんぱく質は，消化管ホルモンであるglucose-dependent insulinotropic polypeptide（GIP）やglucagon-like peptide-1（GLP-1）の分泌促進を介して，インスリン分泌を増大させることや胃排出を遅延させることで血糖上昇を抑制する．また，食物繊維の中でもとくに水溶性食物繊維は，水分を含むことで粘性を生じ，胃排出や小腸での吸収を遅延させることで血糖反応を穏やかにし[1)]，これらの

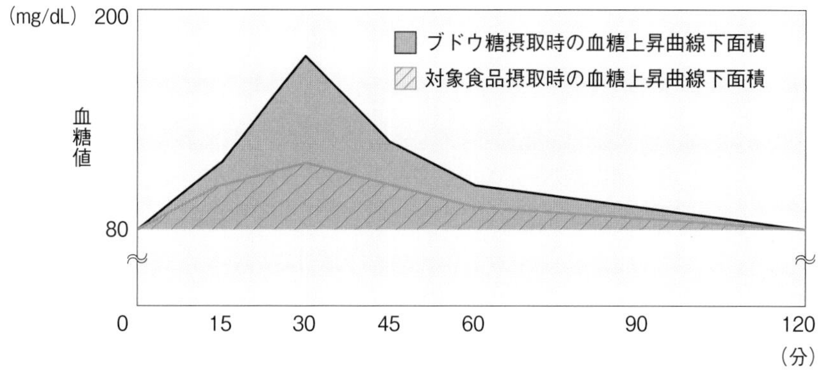


GI 値＝対象食品摂取時の血糖上昇曲線下面積÷ブドウ糖摂取時の血糖上昇曲線下面積 ×100
・測定は，分量・咀嚼回数などさまざまな因子の影響を受けないように調整し，喫食開始時間を0分とする

図 14-1　GI 値の算出方法

GL 値＝GI 値÷100×（1 食分の炭水化物 g または糖質 g）
例）白米ごはんの GL 値：38
白米ごはんの GI 値：70, 1 食に白米ごはん 150g 摂取，1 食分の炭水化物 54.1 g
38　≒　70÷100×54.1

図 14-2　GL 値の算出方法

表 14-1　GI 値を下げる因子

| 影響因子 | 理由 |
|---|---|
| 未精製（度） | 消化吸収に時間がかかる |
| でんぷんの性状（高アミロース） | アミロースを多く含むと，消化に時間を要する |
| 食物繊維 | でんぷんの消化を遅らせる |
| 酸 | 胃から腸への排出を遅らせる |
| 脂質，たんぱく質 | 胃から腸への排出と消化を遅らせる |

要因がGIに影響する（**表14-1**）．

日本人の日常の食生活は，一食物の単独での摂取はまれであり，さまざまな食物と多様な料理法により営まれ，摂食行動により口腔内に取り込まれた食物は，口腔内，胃内で混合・攪拌される．このため，**食物個々のGI値を食後高血糖の是正への食事療法として用いるには，炭水化物の摂取量によるGL値，そして料理レベル，摂食行動により，混合・攪拌される食事レベルでのGI値の影響への説明**が求められる．

**●糖尿病療養での食後血糖上昇の抑制の重要性**

2型糖尿病，そして合併症である心血管疾患の発症予防や治療において，食後高血糖の管理は重要である．このことは，**食後における血糖の急上昇，急降下といった振幅の大きさが，慢性的な高血糖状態に比して酸化ストレス★2を増大させる**こ

★2：酸化ストレス（oxidative stress）
生体内で生成される活性酸素の酸化損傷力と，生体内の抗酸化システムのバランスが崩れた状態．酸化ストレスの亢進は，脂質，蛋白・酵素やDNAなどを変性・損傷させ，生体の構造や機能を好ましくない状況に誘発する．

とや，STOP-NIDDM（The Study to Prevent Non-Insulin Dependent Diabetes Mellitus）試験による**食後高血糖の是正が心筋梗塞発症の減少に関与**していたことから説明できる．そして，空腹時血糖値に比して，食後の血糖値はHbA1cとの相関がより大きいと報告され，食後の高血糖の是正は，長期的な血糖コントロールに影響することが示されている．また，高GI食は糖尿病や心筋梗塞の発症を増加させ[5]，高GL食は糖尿病発症リスクと相関する[6]ことが報告されている．しかし，この一方でGI，GLと糖尿病発症のリスクとは相関しない[7]という相反する報告もある．

では，低GI食摂取あるいは低GL食摂取における長期的な血糖コントロールへのエビデンスはあるのだろうか．低GI食による2型糖尿病を対象とした介入試験は，最短で2週間，最長で24カ月の期間行われていた．しかし，介入期間が2週間から4週間の短期の効果と，長期である24カ月の効果では，短期では有用で，長期では低GI食による血糖コントロールへの有用性のエビデンスは得られないという，相反する結果であった．長期間の介入による血糖コントロールの改善は，体重減少によるものであった．すなわち，**摂取総エネルギー量のコントロールのほうが低GI食より食事療法として優位であることが示された**．

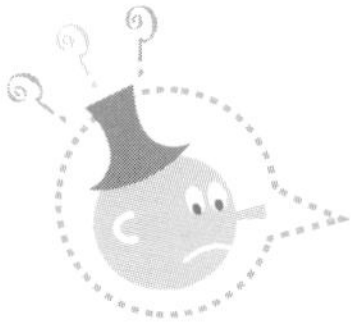

## エビデンスは？

### ●メインアウトカムあるいはサブアウトカム

GIの概念に基づいた食事による2型糖尿病への介入研究としては，この20年間で，横断研究，コホート研究，比較試験，ランダム化比較試験，ランダム化クロスオーバー試験などが行われていた．これらの研究のアウトカムは，体重，HbA1c，フルクトサミン，血糖，インスリン分泌，C反応性蛋白★3，HDL-C，トリグリセロール，アディポネクチンへの影響であった．また，研究期間は最短が2週間，最長が24カ月であった．低GI群は他の群に比べて，体重，空腹時血糖値，HbA1c，インスリン抵抗性と脂質の改善が介入から2週間後でみられ，12週間まで改善が続いた[8]．しかし，さらに長期の24カ月にわたる高炭水化物/高GI群，高炭水化物/低GI群と低炭水化物/高単不飽和脂肪群の比較試験[9]では，高炭水化物/低GI群のHbA1c改善度が他の群よりも有意に優れていることはなかった．結果，低GI食が2型糖尿病患者の血糖コントロールに有効であるというエビデンスは得られていない．

★3：C反応性蛋白(C-reactive protein)
体内で炎症反応や組織の破壊が起きているときに血中に増量する蛋白質である．そのため，急性期反応物質あるいは急性期蛋白とも呼ばれる．C反応性蛋白の産生量は炎症反応の強さに相関するため，炎症反応の指標とされる．基準範囲上限：0.1mg/dL．

低GI食と高GI食では，インスリン感受性レベル，収縮期血圧に変化がなかった研究結果もある[10]．これらの結果は，食品に含有される食物繊維などの交絡因子の影響を除外できないことが原因と考えられている．**GIの有用性については一致した解釈には至っていないのが現状**であり，GLにかかわる研究報告は日本ではきわめて少ない．

表 14-2　おもな食物の GI 値

| 食物 | GI 値 | 食物 | GI 値 |
|---|---|---|---|
| ブドウ糖（グルコース） | 100 | マカロニ，スパゲッティ類 | 55 |
| はちみつ | 90 | マッシュポテト | 90 |
| 砂糖（スクロース） | 75 | ベークドポテト | 95 |
| 果糖（フルクトース） | 20 | ボイルドポテト | 70 |
| 白米ごはん | 70 | とうもろこし | 70 |
| 玄米ごはん | 50 | ぶどう | 65 |
| もち | 80 | バナナ | 60 |
| ロールド・オート麦（圧麦） | 40 | 緑黄色野菜，レモン | <15 |
| 白いパン（製粉歩留 65〜75） | 95 | きのこ，海藻 | <15 |
| フランスパン（製粉歩留 75〜78） | 70 | | |
| パン・コンプレ（製粉歩留 85〜90） | 50 | | |
| ライ麦パン・コンプレ（製粉歩留 85〜90） | 40 | | |

**●総エネルギー量のコントロールか？　低 GI 食か？　低 GL 食か？**

体重の是正により，インスリン抵抗性が改善することは周知である[11]．低GI食を用いた研究のうち，体重の是正とともに血糖値の改善を示したのが全体の半数の研究であった．残りの半数が体重の是正がなかったもので，そのうちの6割は血糖の改善はみられなかった．このことを強調するかのようにWoleverら[9]の研究による報告がなされていた．Woleverらの24カ月の比較研究では，介入3カ月時に体重は有意に減少し，空腹時血糖値，OGTT 2時間値と脂質の改善もみられたものの，12カ月時には体重はベースライン時に戻り，血糖値と脂質の改善もみられなくなっていた．すなわち，空腹時血糖値，OGTT 2時間値と脂質の改善は，体重の是正による効果であった．

さらに，Greenwood DCらによる21のコホート研究の系統的レビューによるメタ解析では，高GL，高GI，高炭水化物食は，高血糖とインスリン濃度と2型糖尿病のリスクの可能性を明らかにしたが，解析対象とした研究が観察研究であったため，**その解釈には慎重であるべき**としている[12]．

## 実践へどう活かすか？

GIによる食事摂取の長期への有用なエビデンスはないので，GI値とGL値による血糖コントロールへの効果を視野に入れる必要がある．また，**GI値とGL値を食物選択の適応に活用するには，食事に占める摂取量の多い主食あるいは間食での食物選択に活用する**．すなわち，主食，間食での食物選択では，GI値の低い食品がすすめられる（**表14-2**）．

さらに，**体格が肥満であるなら，優先すべきは体重是正のための摂取エネルギー量のコントロール**であり，その後，低GI食物の選択をすすめる．あるいは，栄養食事療法の一手法として短期間に限定して用いるとともに，患者の栄養食事療法の

**適応内容の是非をアセスメントし，低GI食の適応の可否を検討し実践する**．また，当然のことではあるが，低GI食の食物選択にとどまらず，食後高血糖に影響する要因（**表14-1**）を活用し，食後過血糖を是正することが肝要となる．［本田佳子］

**●参考文献**


1）Jenkins DJ, Wolever TM, Leeds AR, et al：Dietary fibres, fibre analogues, and glucose tolerance：importance of viscosity. Br Med J **27**：1392-1394, 1978.

2）Foster-Powell K, Holt SH, Brand-Miller JC：International table of glycemic index and glycemic load values：2002. Am J Clin Nutr **76**：5-56, 2002.

3）Riccardi G, Rivellese AA, Giacco R：Role of glycemic index and glycemic load in the healthy state, in prediabetes, and in diabetes. Am J Clin Nutr **87**：269-274, 2008.

4）Wolever TM：The glycemic index. World Rev Nutr Diet **62**：120-185, 1990.

5）Barclay AW, Petocz, P, McMillan-Price J, et al：Glycemic index, glycemic load, and chronic disease risk-a meta-analysis of observational studies. Am J Clin Nutr **87**：627-637, 2008.

6）Salmerón, J, Ascherio A, Rimm EB, et al：Dietary fiber, glycemic load, and risk of NIDDM in men. Diabetes Care **20**：545-550, 1997.

7）Sluijs J, Beulens JW, van der Schouw YT, et al：Dietary glycemic index, glycemic load, and digestible carbohydrate intake are not associated with risk of type 2 diabetes in Eight European countries. J Nutr **143**：93-99, 2013.

8）Amano Y, Sugiyama M, Lee JS, et al：Glycemic index-based nutritional education improves blood glucose control in Japanese adults：a randomized controlled trial. Diabetes Care **30**：1874-1876, 2007.

9）Wolever TM, Gibbs AL, Mehling C, et al：The Canadian Trial of Carbohydrates in Diabetes（CCD），a 1-y controlled trial of low-glycemic-index dietary carbohydrate in type 2 diabetes：no effect on glycated hemoglobin but reduction in C-reactive protein. Am J Clin Nutr **87**：114-125, 2008.

10）Sacks FM, Carey VJ, Anderson CA, et al：Effects of high vs low glycemic index of dietary carbohydrate on cardiovascular disease risk factors and insulin sensitivity：The OmniCarb randomized clinical trial. JAMA **312**：2531-2541, 2014.

11）山内敏正，門脇　孝：糖尿病の発症メカニズムと病態．Functional Food **2**：5-11，2008.

12）Greenwood DC, Threapleton DE, Evans CE, et al：Glycemic index, glycemic load, carbohydrates, and type 2 diabetes：systematic review and dose-response meta-analysis of prospective studies. Diabetes Care **36**：4166-4171, 2013.

# Q-15 たんぱく質の割合と質について教えてください．また，割合と質はなぜ重要なのでしょうか？

A-15 たんぱく質は，生体において細胞・組織の構成・機能の維持に必須の栄養素の一つである．たんぱく質摂取量の不足・過剰のみでの健康への影響を結論づけることは困難であるが，一般的にたんぱく質の摂取不足は，とくに高齢者ではサルコペニア，フレイルの危険の上昇，さらには死亡率の増加にも関係している可能性がある．一方，たんぱく質の過剰摂取もまた腎機能低下例におけるその進展，心血管疾患の発症，悪性腫瘍などの健康障害に関与する可能性も指摘されている．糖尿病食事療法では，たんぱく質摂取量 1.0〜1.2 g/kg/日，総エネルギー比 15〜20%のたんぱく質の割合を目安としてきたが，進展した糖尿病腎症を有する症例では，たんぱく質制限も考慮に入れる必要がある．適切な必要たんぱく質量は，年齢，性別，有する疾患などにより異なるため，個々に応じての検討が必要である．また，たんぱく質は，その由来により動物性および植物性たんぱく質に分けられるが，いずれかに偏らずバランスよく摂取し，動物性たんぱく質をとる際には，たんぱく質のみならず脂肪の摂取が多くなることもあるため注意が必要である．

## それはなぜか？

### ●たんぱく質の摂取量と総エネルギーに対する割合

たんぱく質摂取の際には，摂取量ならびに総エネルギーあたりの割合を考慮する必要がある．糖尿病食事療法における3大栄養素バランスは，**炭水化物50〜60%，たんぱく質1.0〜1.2 g/標準体重kg/日，残りを脂質**でとることがすすめられてきた[1)]．この場合，たんぱく質1.0〜1.2 g/標準体重kg/日はおおむね，総エネルギー比15〜20%に相当するが，たんぱく質割合が20%未満でも，たんぱく質摂取量は1.3 g/標準体重kg/日以上になることもあるため，たんぱく質制限を考慮する必要があり，進展した腎症を合併している症例では注意を要する（後述）．

### ●動物性たんぱく質と植物性たんぱく質

たんぱく質は20種類のアミノ酸から構成されるが，そのうち9種は必須アミノ酸であるため，食物から摂取する必要がある．たんぱく質はその由来により動物性（肉・魚類，鶏卵，乳製品など）と植物性（大豆などの豆類，穀類など）に分けられるが，**動物性と植物性の最大の違いは，必須アミノ酸の含有バランスにある**．このアミノ酸バランスは，“アミノ酸スコア”で表され，一般的に動物性のほうが植物性に比べてスコアが高い．しかし動物性たんぱく質を主体に積極的に摂取することがすすめられるというわけではない（後述）．

疫学的研究の報告もあるように，動物性に偏ったたんぱく質摂取は避けるほうがよいかもしれない．しかし，現時点ではその明確な根拠はなく，また必須アミノ酸の中の特定のアミノ酸によるのか，バランスの違いによるのかなど明らかではない．また動物性たんぱく質摂取の際には脂肪の摂取も同時に増加することもあるため，注意が必要である．

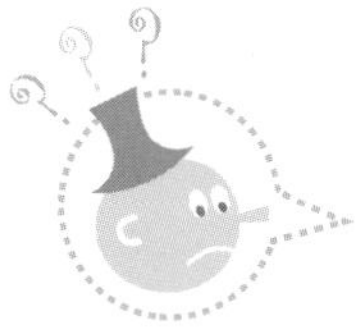

## エビデンスは？

### ●たんぱく質摂取量の不足と健康障害

たんぱく質の摂取不足は，とくに高齢者における**サルコペニア，フレイル**の危険の上昇，また死亡率の増加に関係している．フレイルのおもな原因はサルコペニアであり，またサルコペニアはたんぱく質摂取量の不足と密接に関連している[2~4]．Kobayashiらは，2,108人，平均年齢74.7歳の日本人女性を対象にした横断的研究において，481人（23％）にフレイルを認めること，またフレイルはたんぱく質摂取量（動物性，植物性にかかわらず）と負の相関関係を示すことを報告した[5]．なお「日本人の食事摂取基準（2020年版）」では，**たんぱく質の摂取推奨量（成人男性65 g/日，女性50 g/日）に加えて，目標量（エネルギー比で13～20％）**が盛り込まれている．

### ●過剰なたんぱく質摂取と健康障害

**たんぱく質の過剰摂取も健康障害を引き起こす可能性**がある．たんぱく質エネルギー比が20％を超えた場合の健康障害として，糖尿病発症リスクの増加，心血管疾患の増加，がんの発症率の増加などがあげられる．Levineらは，6,381人を18年追跡した研究において，たんぱく質摂取を高たんぱく質摂取群（エネルギー比＞20％），中たんぱく質摂取群（エネルギー比10～19％），低たんぱく質摂取群（エネルギー比＜10％）の3群について，死亡率，癌死，糖尿病関連死などを解析した結果を報告している[6]．その報告によると，50～65歳では，高たんぱく質（エネルギー比＞20％）の摂取は，低たんぱく質（エネルギー比＜10％）摂取に比べて，死亡率（75％↑），癌死（4倍↑），糖尿病関連死が増加していた．一方，66歳以上では，それら関係性は逆転し，高たんぱく質摂取群のほうが，死亡率，癌死ともに低下していた（糖尿病関連死は変わらず）．さらに50～65歳の高たんぱく質摂取の死亡率，癌死上昇への影響はおもに動物性たんぱく質の摂取の増加であり，植物性たんぱく質主体の摂取では死亡率の増加が認められなかった[6]．また，高たんぱく質の摂取と糖尿病発症リスクとの関係については，ある一定の関係性を示唆するいくつかの報告もあるが[7~9]，現時点では明らかな関連性を結論することはできない．しかし，たんぱく質エネルギー比率が20％エネルギーを超えた場合の安全性は確認できないと考えられている．さらにHalbesmaらの報告によると，高たんぱく質摂取群（1.38～3.27 g/kg/日）は，1.10～1.26 g/kg/日のたんぱく質摂取群に比べて心血管イベントの発症が増加する可能性が示されている[10]．高たんぱく質食の腎機能へ及ぼす影響に関しては，上述のHalbesmaらの報告によると腎機能低下のない症例については，その影響を認めなかった[10]．しかし，2.0 g/kg/日の高たんぱく質摂取により健康な高齢者の腎障害のリスクが上昇するとの報告[11]や，軽度の腎機能低下（eGFR 55～88 mL/分/1.73 $m^2$）のある女性では，＞1.3 g/kg/日のたんぱく質摂取により11年間の観察で腎機能低下が進行するものの，植物性たんぱく質では有害な影響はないという報告もある[12]．

以上のようにたんぱく質は，**個々の年齢，基礎疾患の有無と状態を考慮し，過不足なく摂取**することが必要である．また，健康維持のためには，たんぱく質の“量”だけでなく，“質”もまた考慮する必要があるかもしれない．しかし，動物性と植物性たんぱく質の健康障害に与える影響が，アミノ酸スコアの違いにあるかどうか，たんぱく質の由来により，心血管危険因子に対するアウトカムや，死亡率に大きな差がみられる可能性を示している疫学的データの報告[13]はあるが，現時点では一致した見解は得られていない．

## 実践へどう活かすか？

### ●糖尿病腎症におけるたんぱく質制限

**糖尿病腎症の食事療法におけるポイントは“たんぱく質制限”**である．糖尿病腎症前期～早期腎症期におけるたんぱく質は，前述した糖尿病食事療法20％エネルギー比未満，1.0～1.2 g/標準体重kg/日で摂取（1.3 g/標準体重kg/日以上の過度な摂取を避ける）に準じる．顕性腎症期以降から0.8～1.0 g/標準体重kg/日を，腎不全期では0.6～0.8 g/標準体重kg/日にて行うことが推奨されている（顕性腎症期でもGFR＜45 mL/分/1.73 $m^2$から考慮）[1]（**表15-1**）．たんぱく質制限は，糸球体高血圧/過剰濾過の改善による腎保護，リン負荷の軽減，酸負荷の軽減，尿毒素症状出現および透析導入遅延などによる腎症の進展抑制効果が期待される．しかし，たんぱく質制限の腎症抑制効果に関するこれまでの臨床研修の結果は，食事介入の効果をみるという試験に対する方法的困難さもあり，効果あり・なしの結果が混在しているため，現在のところ十分なエビデンスがあるとはいえない．しかし，たんぱく質制限の腎保護に対する効果を否定するものではなく，一定の効果は期待できる可能性はあるため，個々の病態やリスク，アドヒアランスなどを総合的に判断して考慮すべきである．また，たんぱく質制限を開始した後は，蛋白尿，腎機能の推移とともに，とくに高齢者ではサルコペニアを含む栄養状態の評価にも十分に注意を払う必要がある．

### ●たんぱく質制限を行う際の注意点

**①たんぱく-エネルギー栄養不良（protein-energy wasting：PEW）**：栄養障害の診断・評価方法と慢性腎臓病（CKD）のステージにより報告の違いはあるが，CKD患者の約20～50％にPEWがみられる[14～16]．この栄養不良状態は，慢性炎症ある

**表 15-1　糖尿病腎症における食事指針**

| 食事療法 | 腎症病期 | エネルギー（kcal/標準体重kg/日） | たんぱく質（g/標準体重kg/日） | 食塩（g/日） |
|---|---|---|---|---|
| 糖尿病食 | 腎症前期（第1期） | 25～30 | ＜20%エネルギー比（1.0～1.2が目安） | 6.0未満（高血圧） |
| ↓ | 早期腎症期（第2期） | 25～30 | ＜20%エネルギー比（1.0～1.2が目安） | 6.0未満（高血圧） |
| ＋腎臓病食 | 顕性腎症期（第3期） | 25～30 | 0.8～1.0 | 6.0未満 |
| | [GFR＜45mL/分/1.73m$^2$ | 25～35 | 0.6～0.8を考慮] | |
| | 腎不全期（第4期） | 25～35 | 0.6～0.8 | 6.0未満 |
| ↓ | 透析療法期（第5期） | 30～35 | 0.9～1.2 | 6.0未満（HD）<br>除水量×7.5＋尿量×5（CAPD） |

糖尿病性腎症合同委員会：糖尿病性腎症病期分類2014の策定（糖尿病性腎症病期分類改訂）について．
糖尿病57：529-534，2014に基づいて作成
（日本糖尿病学会編・著：糖尿病治療ガイド2018-2019．文光堂，2018，p.88-89より抜粋し改変）

いは酸化ストレスの増強などの全身性因子との悪循環サイクルを形成するなどの機序を介して心血管疾患の発症の増加とそれに関連した死亡率の増加，さらに後述のサルコペニア・フレイルの形成に関与している可能性が考えられる[17]．

**②サルコペニア・フレイル**：骨格筋の減少に起因するサルコペニア・フレイルはとくに高齢者の生活活動強度（ADL）の低下のみならず死亡率増加にも寄与する．ロイシンを含む分岐鎖アミノ酸は，骨格筋における筋合成刺激であることから汎アミノ酸制限であるところのたんぱく質制限は，サルコペニアのリスク上昇の可能性が危惧される．Noceらは，CKDステージ3bあるいは4を呈する41例（平均年齢73±14歳）に対する6週間のたんぱく質制限（0.7g/標準体重kg/日）と栄養障害の発症との関係を報告した[18]．その結果，たんぱく質制限は，アルブミン尿およびeGFRの改善を認めたが，血清アルブミンの低下，CRPの上昇，さらに筋肉量の減少をもたらした．

高齢者CKDにおけるたんぱく質摂取制限は，患者の食思不振を招き，低栄養状態に陥りやすく，ADLおよびQOLをかえって損ないかねない．したがって，実際のたんぱく質摂取量を尿検体から推定し★1[19]，患者のADL，予後に影響を及ぼす他の併発疾患・臓器障害を考慮してその適応を検討する必要がある．

★1：24時間蓄尿によるたんぱく質摂取量を推定するMaroniの式
1日たんぱく質摂取量＝[1日尿中尿素窒素(g)+0.031×体重(kg)]×6.25.
スポット尿からたんぱく質摂取量を推定するKannoらにより作成された式：1日たんぱく質摂取量＝13.9+0.907×BMI+0.0305×スポット尿中尿素窒素(mg/dL).

**③摂取エネルギー量の確保**：たんぱく質制限を行っている際には，十分なエネルギー摂取が確保できなければ，摂取たんぱく質が蛋白合成に有効利用されず，PEWに陥る可能性も生じる．したがって，0.6～0.8g/標準体重kg/日では，標準あるいは実体重（BMI＜18.5未満のとき）あたり，30～35kcalのエネルギー摂取が必要である．また，たんぱく質制限時のエネルギー確保には，炭水化物の摂取の割合を増加することになるが，その際の血糖コントロールの悪化が問題となることもあるため注意が必要である．

［北田宗弘，古家大祐］

●参考文献


1) 日本糖尿病学会編・著：糖尿病治療ガイド2018-2019. 文光堂, 2018.
2) Houston DK, Nicklas BJ, Ding J, et al：Dietary protein intake is associated with lean mass change in older, community-dwelling adults：the Health, Aging, and Body Composition (Health ABC) Study. Am J Clin Nutr **12**：150-155, 2008.
3) Bartali B, Frongillo EA, Bandinelli S, et al：Low nutrient intake is an essential component of frailty in older persons. J Gerontol A Biol Sci Med Sci **61**：589-593, 2006.
4) Beasley JM, LaCroix AZ, Neuhouser ML, et al：Protein intake and incident frailty in the Women's Health Initiative Observational Study. J Am Geriatr Soc **58**：1063-1071, 2010.
5) Kobayashi S, Asakura K, Suga H, et al：High protein intake is associated with low prevalence of frailty among old Japanese women：a multicenter cross-sectional study. Nutr J **12**：164, 2013.
6) Levine ME, Suarez JA, Brandhorst S, et al：Low protein intake is associated with a major reduction in IGF-1, cancer, and overall mortality in the 65 and younger but not older population. Cell Metab **19**：407-417, 2014.
7) Wang ET, de Koning L, Kanaya AM：Higher protein intake is associated with diabetes risk in South Asian Indians：the Metabolic Syndrome and Atherosclerosis in South Asians Living in America (MASALA) study. J Am Coll Nutr **29**：130-135, 2010.
8) Sluijs I, Beulens JW, van der A DL, et al：Dietary intake of total, animal, and vegetable protein and risk of type 2 diabetes in the European Prospective Investigation into Cancer and Nutrition (EPIC) -NL study. Diabetes Care **33**：43-48, 2010.
9) Ericson U, Sonestedt E, Gullberg B, et al：High intakes of protein and processed meat associate with increased incidence of type 2 diabetes. Br J Nutr **109**：1143-1153, 2013.
10) Halbesma N, Bakker SJ, Jansen DF, et al：High protein intake associates with cardiovascular events but not with loss of renal function. J Am Soc Nephrol **20**：1797-1804, 2009.
11) Walrand S, Short KR, Bigelow ML, et al：Functional impact of high protein intake on healthy elderly people. Am J Physiol Endocrinol Metab **295**：E921-928, 2008.
12) Knight EL, Stampfer MJ, Hankinson SE, et al：The impact of protein intake on renal function decline in women with normal renal function or mild renal insufficiency. Ann Intern Med **138**：460-467, 2003.
13) Pedersen AN, Kondrup J, Børsheim E：Health effects of protein intake in healthy adults：a systematic literature review. Food Nutr Res **57**：21245, 2013.
14) Chung S, Koh ES, Shin SJ, et al：Malnutrition in patients with chronic kidney disease. J Intern Med **2**：89-99, 2012.
15) Pupim LB, Cuppari L, Ikizler TA：Nutrition and metabolism in kidney disease. Semin Nephrol **26**：134-157, 2006.
16) Stenvinkel P, Heimbürger O, Paultre F, et al：Strong association between malnutrition, inflammation, and atherosclerosis in chronic renal failure. Kidney Int **55**：1899-1911, 1999.
17) K/DOQI Workgroup：K/DOQI clinical practice guidelines for cardiovascular disease in dialysis patients. Am J Kidney Dis **45**：S1-153, 2005.
18) Noce A, Vidiri MF, Marrone G, et al：Is low-protein diet a possible risk factor of malnutrition in chronic kidney disease patients? Cell Death Discov **2**：16026, 2016.
19) Kanno H, Kanda E, Sato A, et al：Estimation of daily protein intake based on spot urine urea nitrogen concentration in chronic kidney disease patients. Clin Exp Nephrol **20**：258-264, 2016.

# Q-16 脂質の割合と質について教えてください．また，割合と質はなぜ重要なのでしょうか？

**A-16** 標準体重と身体活動量に応じて総エネルギー摂取量を算定し，その内訳はエネルギー比率として炭水化物が 50～60％，たんぱく質を 20％として残りを脂質とすることを目安とする．ただし，動脈硬化性疾患予防のためには脂質は 20～25％，中でも飽和脂肪酸を 7％エネルギー比率以下とすることが望ましい．炭水化物を 50％に制限する際に脂質が 25％エネルギーを超えてしまう場合は超過分について飽和脂肪酸を減らし，不飽和脂肪酸を増加させる工夫が必要である．

## それはなぜか？

適正な総エネルギー摂取量のもとで脂質エネルギー比率（E）を制限することは血清脂質パラメータの改善に有効であり，動脈硬化性疾患の予防につながる可能性がある．また特定の脂肪酸を制限することが脂質パラメータの改善を通じて動脈硬化性疾患の予防につながる可能性がある．

## エビデンスは？

### ●脂質の割合

「日本人の食事摂取基準（2015年版）」[1]では脂質を20～30％ E としているが，これは呼吸器疾患患者などを考慮して目標BMIを21.5～24.9と幅をもたせているため，増加分のエネルギーを脂質で補うように示唆していると考える．2013年に日本糖尿病学会から出された食事療法の提言[2]では炭水化物を50～60％ E，たんぱく質は20％ E以下を目安として，残りを脂質とするようにすすめている．一方，「動脈硬化性疾患予防ガイドライン2017年版」[3]では炭水化物50～60％ E，脂質20～25％ Eとすることを目標としている．

### ●質の重要性

臨床上の栄養に重要と思われる脂質として飽和脂肪酸（SFA），一価不飽和脂肪酸（MUFA），多価不飽和脂肪酸（PUFA），コレステロール，トランス脂肪酸について述べる．脂肪酸は**表16-1**のように分類される．

### ●飽和脂肪酸

SFA摂取過多と血清コレステロール値の増加に正の相関性があることはKeysの式として古くから知られており（**図16-1**）[4]，日本人においても国民栄養調査のデータを用いた解析で相関性が観察されている[5]．しかしながら，SFA摂取過多

表 16-1　脂肪酸の分類

| 脂肪酸の分類 | | | 脂肪酸名 | 炭素数 | 二重結合数 | 食品 |
|---|---|---|---|---|---|---|
| 短鎖脂肪酸（炭素数 6 以下） | | | 酪酸 | 4 | 0 | 乳製品，バター |
| | | | ヘキサン酸 | 6 | 0 | |
| 中鎖脂肪酸（炭素数 8～10） | | | オクタン酸 | 8 | 0 | 乳製品，バター |
| | | | デカン酸 | 10 | 0 | |
| 長鎖脂肪酸（炭素数 12 以上） | 飽和脂肪酸（二重結合なし） | | ラウリン酸 | 12 | 0 | バター，ラード，ヤシ油など |
| | | | ミリスチン酸 | 14 | 0 | |
| | | | パルミチン酸 | 16 | 0 | |
| | 一価不飽和脂肪酸（二重結合 1 個） | | パルミトレイン酸 | 16 | 1 | 肉，魚類 |
| | | | オレイン酸 | 18 | 1 | オリーブ油，カノーラ油 |
| | 多価不飽和脂肪酸（二重結合 2 個以上） | n-6 系 | リノール酸 | 18 | 2 | 大豆油，サフラワー油 |
| | | | γ-リノレン酸 | 18 | 3 | 母乳，月見草 |
| | | | アラキドン酸 | 20 | 4 | 卵，肉類 |
| | | n-3 系 | α-リノレン酸 | 18 | 3 | エゴマ油，大豆油，ナタネ油 |
| | | | EPA（エイコサペンタエン酸） | 20 | 5 | サバ，イワシなど魚油に多い |
| | | | DHA（ドコサヘキサエン酸） | 22 | 6 | |

Keys の式：$\Delta$血清総コレステロール（mg/dL）＝$2.7\times\Delta S-1.35\times\Delta P+1.5\times\Delta\sqrt{(C)}$

$\Delta S$：飽和脂肪酸摂取量の変化量（%エネルギー）
$\Delta P$：多価不飽和脂肪酸摂取量の変化量（%エネルギー）
$\Delta\sqrt{(C)}$：コレステロール摂取量（mg/1,000kcal）の変化量

図 16-1　Keys の式

による心血管病変の発症リスク増加への関連性は見解が一定ではない．一方で，SFA摂取制限は虚血性心疾患罹患率，冠動脈の動脈硬化度，LDLコレステロール（LDL-C）値の減少につながることが介入研究で明らかにされている[6)]．さらにRCTのメタ解析では2年以上SFAの摂取を減らすことで心血管イベントの減少を認めており[7)]，この解析ではSFAをPUFAへ置換することで心血管イベントの減少率が大きかった．同様の結果は他のRCTメタ解析でも報告されている[8)]．SFAは他の脂肪酸と比較して心血管イベント抑制との関連を認める研究報告に富んでいる．

欧米でSFA摂取による脂質エネルギー比率を10%以下，または7%以下に設定した研究で，LDL-C値の低下と体重減少を認めている[9)]．

国内でのJPHC Study[★1]やJACC Study[★2]などの観察研究において，SFA摂取量が少ない群に脳出血罹患が多かったことから4.5% Eの下限目標値が設定されていたが，介入研究のエビデンスに乏しいとの判断で「日本人の食事摂取基準（2015年版）」からは下限目安量が撤廃されている．これはSFAの大半は魚類・肉類から摂取されていることから純粋なSFA摂取低下のみの因果関係ではなく，動物性たんぱく質の摂取量も関係している可能性が否定できないためである．一方で，「動

★ 1：JPHC Study（Japan Public Health Center-Based Study）
アンケートによる生活習慣調査を主体とした大規模コホート研究である．がんや循環器疾患などの危険因子を明らかにし，生活習慣病対策を推進することを目的としている．1990 年開始のコホートⅠ（62,000 人）と 1993 年開始のコホートⅡ（79,000 人）の計 141,000 人から成り立っている．

★ 2：JACC Study（Japan Collaborative Cohort Study）
1988 年より開始された全国規模の多施設共同コホート研究．日本人の生活習慣とがんの関連性を明らかにすることを目的としているが，本稿で述べたような脳血管疾患や循環器系疾患を調査した報告も多く行われている．

脈硬化性疾患予防ガイドライン2017年版」では引き続き4.5% E以上の摂取を推奨していることも記しておく．

### ●一価不飽和脂肪酸

RCTメタ解析ではSFAをMUFAに置換した場合に総死亡率，心血管イベント，心筋梗塞発症，脳卒中発症，冠動脈死への影響を認めなかった[7]．他にもSFAをMUFAに置換した研究は報告されているが，直接的に心血管イベントを抑制するか否かについては見解が一定でない．

血清脂質パラメータへの影響をみた研究では，SFAをMUFAに置換することで血清総コレステロール，LDL-Cを低下させることが報告されている．しかし同等量のPUFAに置換した場合と比較して，LDL-C低下効果は弱いとされる[10]．

### ● n-6 系多価不飽和脂肪酸

SFAをn-6系PUFAに置換することで冠動脈イベントが減少する報告があるが，n-6系PUFA摂取増加が直接的に心血管イベント発症リスクを低下させることについては報告が一定でない．ただし，n-6系PUFA摂取で総コレステロール（TC），LDL-C，中性脂肪（TG）を低下させたとする報告は多くあり，摂取を増やすことで血清脂質パラメータの改善が期待される．

一方で，MUFAよりも酸化されやすいことや，プロスタグランジンやロイコトリエンといった炎症惹起物質を生成するため，多量摂取した際の安全性が不安視されている．過剰摂取のリスクについては日本人を対象とした研究自体が存在しないため目標量は設定されていない．

### ● n-3 系多価不飽和脂肪酸

1970年代にDyerbergらが行ったデンマーク領グリーンランドに居住するイヌイットを対象にした研究[11]によって，魚を捕食するアザラシの生肉を主食としているイヌイットはデンマーク人と比較して冠動脈疾患罹患率が低いことが明らかとなった．以降より，魚油に多く含まれるn-3系多価不飽和脂肪酸（n-3系PUFA）の有効性が考えられるようになった．日本人でもJPHC Study[12]やJELIS[★3][13]においてEPAやDHAを多く摂取した群では冠動脈疾患の減少が認められている．また血清TG値の改善に有効とする報告も多い．以前は総エネルギー比の約1%目標量として設定されていたが，前述したJPHC StudyとJELISは観察研究であり，介入研究でのエビデンスは乏しい．近年行われた欧米でのRCTのメタ解析ではn-3系PUFAの摂取量の増加で二次予防も含めた心血管イベントのリスク抑制が認められなかった[14]．他の欧米でのコホート研究結果でもn-3系PUFAの有効性は一定ではなく，エビデンスが充足していないことから「日本人の食事摂取基準（2015年版）」では目標量の策定にはいたっていない．「糖尿病診療ガイドライン2016」，「動脈硬化性疾患予防ガイドライン2017年版」でもこれを踏襲して目標量は明記せず，「積極的な摂取が望まれる」と記している．

★ 3：JELIS（Japan EPA Lipid Intervention Study）
スタチンを内服させた日本人高コレステロール血症患者にEPAを投与することで心血管イベント予防効果を検討した研究．高TG血症および低HDL-C血症ではEPA投与群で有意に冠動脈イベント発症が抑制された（相対リスクで53%の減少）ことが認められた．

α-リノレン酸は米国でコホート研究での冠動脈疾患リスク減少が報告されてい

るが，十分にコントロールされたRCTは報告されていない．

### ●コレステロール

コレステロールはその大部分が肝で合成され，胆汁酸排泄を経て腸肝循環している．経口摂取されるコレステロールは体内合成分の1/3～1/7を占めるにすぎない．経口摂取量を減じても肝での合成が増加するようにフィードバックが働くことや，コレステロールの吸収率に個人差があることから，摂取制限がかならずしも血清コレステロール値低下に反映されないことは周知のとおりである．「日本人の食事摂取基準（2015年版）」より，健常人においての摂取目標コレステロール量が策定されなくなったことは記憶に新しい．しかし，高LDL-C血症合併例はこのかぎりではなく，「動脈硬化性疾患予防ガイドライン2017年版」では200mg/日未満に減らすことを推奨している．また，鶏卵（卵黄）はコレステロール含有量が多いことから過量摂取による動脈硬化性疾患イベント発症が危惧されてきたが，日本人を対象としたNIPPON DATA 80やJPHC Studyでは卵摂取量と冠動脈疾患との関連性は認められていない．ただし，糖尿病合併症例においては鶏卵摂取の多い群で心血管疾患発症リスクが増加する研究報告があり[15]，注意が必要である．

### ●トランス脂肪酸

トランス脂肪酸摂取と冠動脈疾患リスクに有意な相関を認める報告がされているが[16]，そのリスク比は多いものでも約1.3倍であり，他の主要な冠動脈疾患リスク因子（喫煙，糖尿病，高血圧など）の3～8倍といった数字と比べると影響は小さいとも考えられる．日本人のトランス脂肪酸摂取量は平均0.92～0.96gで総エネルギー摂取量の0.44～0.47%とされ，WHOの目標基準である1%未満をはるかに下回っている．日本では，工業的に生産されるトランス脂肪酸は少なく摂取されることが望ましいものの，目標量としての基準は策定されていない．

## 実践へどう活かすか？

### ●脂質の割合

食事療法の効果はさまざまな栄養素の相互関係によって成り立っており，各栄養素についての推定必要量の規定はあるものの，適正比率を定めるための十分なエビデンスは乏しい．脂質の割合やバランスについては個別化することが望ましく，脂質異常症合併例では脂質20～25% E，飽和脂肪酸7% E以下，コレステロール200mg/日未満が推奨される．

### ●飽和脂肪酸

SFAは乳製品，肉などの動物性脂肪や，ココナッツ油やヤシ油にも多く含まれる．食品からの摂取とともに，炭水化物やたんぱく質の中間代謝産物であるアセチルCoAからも合成されることから推定平均必要量や目安量の設定は困難である．しかしながら，重要なエネルギー源であること，SFAをPUFAに置換することで冠動脈疾患リスクを減じること，肥満やインスリン抵抗性を改善することから上限目標値を7% Eに設定されている．

日本人ではSFAの平均摂取量が7.3% Eとされており，これは米国人の約7割に相当する．わが国では日本人の食生活を考慮した実現可能な数値として7% E未満を長らく目標値として設定している．

### ●一価不飽和脂肪酸

日本人で摂取されるMUFAの大部分はオレイン酸であり，地中海食の中心的な食材であるオリーブ油やカノーラ油に多く含まれる．MUFAは必須脂肪酸ではなく，過剰摂取については日本人でのリスクは明らかでないことから目標量は設定されていない．

### ● n-6 系多価不飽和脂肪酸

生体内で合成することのできない必須脂肪酸である．n-6系にはリノール酸，γ-リノレン酸，アラキドン酸などがあり，後者2つはリノール酸から代謝される．リノール酸は植物に多く存在し，大豆油，トウモロコシ油，サフラワー油などの食用調理油から摂取される．実際に日本人が摂取するn-6系脂肪酸の98%はリノール酸である．目標量は設定されていない．

### ● n-3 系多価不飽和脂肪酸

必須脂肪酸である．n-3系にはエゴマ油，大豆油，ナタネ油に多く含有されるα-リノレン酸と魚介類由来のエイコサペンタエン酸（EPA），ドコサヘキサエン酸（DHA）などがあり，積極的な摂取が望まれる．

### ●コレステロール

コレステロールは細胞形質膜，ステロイドホルモン，ビタミンDの原材料として生体に必須の成分であり，生体内で合成可能な脂質である．高LDL-C血症合併例ではコレステロール摂取量の目安として1日200 mg未満をめざす．糖尿病症例では摂取過多に注意する．

### ●トランス脂肪酸

不飽和脂肪酸は酸化されやすい性質をもつが，工業的に水素付加することで酸化に対して安定し常温で硬油化する．この過程で自然界に多く存在するシス型脂肪酸の異性体であるトランス脂肪酸が生成される．トランス脂肪酸はマーガリン，ショートニングに多く含まれ，これらを用いるパン，ケーキ，菓子類に存在する．トランス脂肪酸の摂取は少なくすることが望ましい．　［安田大二郎，森　保道］

#### ●参考文献


1）厚生労働省：「日本人の食事摂取基準（2015年版）策定検討会」報告書．2014.
2）日本糖尿病学会：日本人の糖尿病の食事療法に関する日本糖尿病学会の提言．2013.
3）日本動脈硬化学会編：動脈硬化性疾患予防ガイドライン2017年版．日本動脈硬化学会，2017.
4）Keys A, Parlin RW：Serum cholesterol response to changes in dietary lipids. AM J Clin Nutr **19**：175-181, 1966.
5）Nakamura Y, Okuda N, Turin TC, et al：Fatty acids intakes and serum lipid profiles：NIPPON DATA90 and the national nutrition monitoring. J Epidemiol **20**：S544-548, 2010.
6）Watts GF, Jackson P, Mandalia S, et al：Nutrient in-

take and progression of coronary artery disease. Am J Cardiol **73**：328-332, 1994.

7) Hooper L, Martin N, Abdelhamid A, et al：Reduction in saturated fat intake for cardiovascular disease. Cochrane Database Syst Rev **10**：CD011737, 2015.

8) Mozzaffarian D, Micha R, Wallace S：Effects on coronary heart disease of increasing polyunsaturated fat in place of saturated fat：a systematic review and meta-analysis of randomized controlled trials. PLoS Med **7**：e1000252, 2010.

9) Yu-Poth S, Zhao G, Etherton T, et al：Effects of the National Cholesterol Education Program's Step I and Step II dietary intervention programs on cardiovascular disease risk factors：a meta-analysis. Am J Clin Nutr **69**：632-646, 1999.

10) Mensink RP, Katan MB：Effect of dietary fatty acids on serum lipids and lipoproteins. A meta-analysis of 27 trials. Arterioscler Thromb **12**：911-919, 1992.

11) Dyerberg J, Bang HO：Haemostatic function and platelet polyunsaturated fatty acids in Eskimos. Lancet **2**：433-435, 1979.

12) Iso H, Kobayashi M, Ishihara J, et al：Intake of fish and n3 fatty acids and risk of coronary heart disease among Japanese：the Japan Public Health Center-Based (JPHC) Study Cohort I. Circulation **113**：195-202, 2006.

13) Yokoyama M, Origasa H, Matsuzaki M, et al：Effects of eicosapentaenoic acid on major coronary events in hypercholesterolaemic patients (JELIS)：a randomised open-label, blinded endpoint analysis. Lancet **369**：1090-1098, 2007.

14) Kotwal S, Jun M, Sullivan D, et al：Omega 3 Fatty acids and cardiovascular outcomes：systematic review and meta-analysis. Circ Cardiovasc Qual Outcomes **5**：808-818, 2012.

15) Shin JY, Xun P, Nakamura Y, et al：Egg consumption in relation to risk of cardiovascular disease and diabetes：a systematic review and meta-analysis. Am J Clin Nutr **98**：146-159, 2013.

16) Mozaffarian D, Aro A, Willett WC：Health effects of trans-fatty acids：experimental and observational evidence. Eur J Clin Nutr **63**：S5-21, 2009.

## Q-17 エネルギーや三大栄養素以外で，考慮すべき栄養素はどのようなものですか？

A-17 エネルギーや三大栄養素以外に考慮すべき栄養素は，微量栄養素と食物繊維である．微量栄養素にはビタミン，ミネラルがある．食物繊維については，Q18 で扱われるので，ここでは割愛する．

ビタミンやミネラルには多くのものが含まれるが，どれくらいの量を摂取すればよいのかがわかっているものは次のとおりである[1]．

ビタミンには，脂溶性ビタミン（ビタミン A，D，E，K）と水溶性ビタミン（ビタミン $B_1$，$B_2$，ナイアシン，ビタミン $B_6$，$B_{12}$，葉酸，パントテン酸，ビオチン，ビタミン C）がある．ミネラルとしては，成人の 1 日の摂取量がおおむね 100 mg 以上となる多量ミネラル（ナトリウム，カリウム，カルシウム，マグネシウム，リン）と 100 mg に満たない微量ミネラル（鉄，亜鉛，銅，マンガン，ヨウ素，セレン，クロム，モリブデン）がある．

### それはなぜか？

食事摂取において，栄養素の特性からみた優先順位がある[1]．まずはエネルギーがもっとも重要である．すなわちエネルギー収支のバランスを適切に保つことは栄養管理の基本である．エネルギーの次に栄養素があり，そこには優先順位が考えられる．まずたんぱく質，次に脂質であり，必須アミノ酸，必須脂肪酸は食事からとらないといけない．次に重要なのは，やはり摂取しないと欠乏症を起こす栄養素で，**ミネラル**，**ビタミン**である．三大栄養素の中で炭水化物の場合，理論上は食物から摂取しなくても肝の糖新生でまかなうことができるので，優先順位は低い．

上述したビタミン，ミネラルについては，すべてヒトにおいて必須性が認められたものであり，「日本人の食事摂取基準（2020年版）」にそれぞれの推定必要量，推奨量などが記載されている．そして「日本食品標準成分表 2010」から，微量成分の5項目（ヨウ素，セレン，クロム，モリブデン，ビオチン）が増えたことにより，摂取基準に設定された全項目について，成分の含有量が記載されたことになる．

### エビデンスは？

「食事摂取基準」に記載されているビタミン，ミネラルはヒトに必須であることが認められたものである[1]．ビタミンについての摂取基準を**表 17-1** に，ミネラルの摂取基準を**表 17-2** に示した．

表 17-1　ビタミンの摂取基準（20〜69 歳）

| | | 1 日量 | |
|---|---|---|---|
| | | 男性 | 女性 |
| A | 推奨量 | 850〜900 μgRE | 650〜700 μgRE |
| D | 目安量 | 8.5 μg | |
| E | 目安量 | 6.0〜7.0 mg | 5.0〜6.5 mg |
| K | 目安量 | 150 μg | |
| $B_1$ | 推奨量 | 1.3〜1.4 mg | 1.1 mg |
| $B_2$ | 推奨量 | 1.5〜1.6 mg | 1.2 mg |
| ナイアシン | 推奨量 | 14〜15 mgNE | 11〜12 mgNE |
| $B_6$ | 推奨量 | 1.4 mg | 1.1 mg |
| $B_{12}$ | 推奨量 | 2.4 μg | |
| 葉酸 | 推奨量 | 240 μg | |
| パントテン酸 | 目安量 | 5〜6 mg | |
| ビオチン | 目安量 | 50 μg | |
| C | 推奨量 | 100 mg | |

各年齢については厚生労働省「日本人の食事摂取基準（2020 年版）」を参照

表 17-2　ミネラルの摂取基準（20〜69 歳）

| | | 1 日量 | |
|---|---|---|---|
| | | 男性 | 女性 |
| ナトリウム | 推定平均必要量 | 600 mg（食塩相当量 1.5 g） | |
| | 目標量（食塩相当量） | 7.5 g 未満 | 6.5 g 未満 |
| カリウム | 目標量 | 3,000 mg | 2,600 mg |
| カルシウム | 推奨量 | 750〜800 mg | 650 mg |
| マグネシウム | 推奨量 | 340〜370 mg | 270〜290 mg |
| リン | 目安量 | 1,000 mg | 800 mg |
| 鉄 | 推奨量 | 7.5 mg | 6.0〜6.5 mg（月経なし） |
| | | | 10.5〜11.0 mg（月経あり） |
| 亜鉛 | 推奨量 | 11 mg | 8 mg |
| 銅 | 推奨量 | 0.9 mg | 0.7 mg |
| マンガン | 目安量 | 4.0 mg | 3.5 mg |
| ヨウ素 | 推奨量 | 130 μg | |
| セレン | 推奨量 | 30 μg | 25 μg |
| クロム | 目安量 | 10 μg | |
| モリブデン | 推奨量 | 25〜30 μg | 25 μg |

各年齢については厚生労働省「日本人の食事摂取基準（2020 年版）」を参照

## ●ミネラル

**①ナトリウム**：細胞外液の浸透圧維持，糖の吸収や腎での糖再吸収，神経・筋細胞の活動などに関与し，生体にとって重要な働きをしている．欠乏すると疲労感や低血圧などをきたすが，過剰により高血圧をきたすと考えられている．したがって，高血圧や腎障害予防や治療としてナトリウムが制限される．

通常の食事による主なナトリウムの摂取源は，塩化ナトリウムである．食塩の主成分は塩化ナトリウムであり，食塩相当量は下記の式で求めることができる．

食塩相当量（g）＝ナトリウム（g）×58.5/23＝ナトリウム（g）×2.54

成人における推定平均必要量は600 mg/日（食塩相当量1.5 g/日）であるが，通常の日本人の食事ではこれを下回ることはない．「国民健康・栄養調査」における食塩摂取量を考慮し，食塩の目標量として男性7.5 g/日未満，女性6.5 g/日未満としている[1]．

米国では，糖尿病患者では非糖尿病者と同様，ナトリウム2,300 mg/日以内にするよう勧告されている．そのエビデンスとして，糖尿病患者に対して，ナトリウム2,300 mg/日程度に制限したDASH（Dietary Approach to Stop Hypertension）[2]では，血圧低下と心血管系リスクファクターの改善を認めた報告がある．一方，1,500 mg/日程度に制限すると血圧はより低下したが，死亡率は増加している．したがって1,500 mg以下には制限しないようにする必要がある．しかし，糖尿病患者におけるナトリウム制限のエビデンスとなると限られている．

糖尿病と高血圧合併例における明確なエビデンスは，まだ欠落している．ナトリウム2,300 mg/日以下が適当と考えられるが，継続性などを考慮して個別に対応することになる．このように，いろいろと議論が続いているが，現状のナトリウム3,400 mg/日は過剰であり，減らす必要があることは一致している．食品企業が食物中のナトリウムを減らす役割を果たす必要がある．

最新の話題では，「糖尿病診療ガイドライン2019」のステートメントには食塩摂取目標量は，男性7.5 g/日，女性6.5 g/日未満とし，高血圧合併例の食塩摂取量は6.0 g/日未満とすることが述べられている[3]．

**②カリウム**：細胞内の浸透圧維持など細胞機能に重要である．食塩の過剰摂取によりカリウムは失われる．必要以上に摂取したカリウムは通常，迅速に排泄されるが，**腎機能低下によりカリウム排泄能力が低下すると摂取制限が必要になる**．

**③カルシウム**：ほとんどは骨，歯牙組織に存在するが，細胞内の微量なカルシウムは細胞機能に重要な役割を果たしている．カルシウム濃度はホルモンにより調節されている．成長期にカルシウムが不足すると成長障害，くる病，成長後の不足は骨粗鬆症につながる．

**④マグネシウム**：骨の弾性維持，細胞のカリウム濃度維持，細胞核の形態維持に関与し，細胞のエネルギー蓄積や消費にも必須．アルコール中毒で細胞内マグネシウムが低下する．腎機能が低下すると高マグネシウム血症になることがある．最近，2型糖尿病において，血糖と血清マグネシウムに負の相関があることが報告されている[4]．また，メトホルミン内服患者において血清マグネシウム低値が多いこと，その機序としては細胞外から細胞内へマグネシウムの移動が想定されていることも報告されている．

**⑤リン**：カルシウムとともに骨の主要構成要素であり，脂質の構成成分でもある．ATPなどエネルギー代謝に深くかかわる．透析など腎機能障害で摂取制限が必要になる場合がある．

**⑥鉄**：赤血球中ヘモグロビン，筋肉中ミオグロビンに含まれる．鉄の摂取不足は貧血や組織活性低下をきたし，鉄の過剰投与は，組織に鉄が沈着しヘモジデリン沈着症を引き起こす．

**⑦亜鉛**：核酸やたんぱく質合成酵素などの構成要素である．また膵β細胞に亜鉛がインスリンとともに蓄えられている．最近，膵β細胞から分泌される亜鉛が肝臓を通り全身に送られるインスリン量の決定に重要な役割を果たしていることが明らかになり，注目されている[5]．亜鉛欠乏は皮膚，粘膜，肝臓の再生不良や味覚・嗅覚障害を引き起こすこともよく知られている．

**⑧銅**：アドレナリンなどカテコールアミン代謝酵素の構成要素である．遺伝的欠乏障害であるメンケス病，過剰障害であるウィルソン病が知られている．

**⑨マンガン**：植物に多く存在するが，ヒトを含む動物に存在する量は少ない．マンガンはピルビン酸カルボキシラーゼなど酵素の構成成分である．マグネシウムを含む酵素の反応にマグネシウムが関与している．

**⑩ヨウ素**：甲状腺ホルモンの構成要素であり，欠乏すると甲状腺機能低下症，甲状腺腫を引き起こす．

**⑪セレン**：グルタチオンペルオキシダーゼなど酵素の構成成分である．土壌中のセレンがきわめて低濃度の地域で，セレン欠乏と考えられる心筋障害をきたす疾患がある（克山病[★1]）．

**⑫クロム**：糖，コレステロール，たんぱく質代謝に関与している．長期にわたる完全静脈栄養施行などで欠乏症がみられ，耐糖能障害，体重減少，末梢神経障害などが生じる．

**⑬モリブデン**：酸化還元酵素の補助因子として作用する．やはり長期にわたる完全静脈栄養の際，欠乏症状がみられ，頻脈，多呼吸，夜盲症などが生じる．

★1：克山病（Keshan病）
セレン欠乏症の一つに，中国東北部の克山病がある．小児と成人女性に多発した．克山病発症地域のセレン摂取量の平均値は $12\,\mu g$/日と推定され，亜セレン酸塩の投与により発症が予防された．

## 実践へどう活かすか？

「食事摂取基準」は，基本的に健常人を対象に設定されている．したがって，摂取エネルギー量や炭水化物量など糖尿病の病態と直接関連する問題について，「食事摂取基準」をそのまま適応することは，摂取基準のいわば目的外使用ということになる．ビタミン，ミネラルにおいても糖尿病患者では健常人と異なる対応が必要である可能性はあるものの，まだ確定していない．したがって**現在では，糖尿病の病態と直接の関連が薄いビタミンやミネラルについては，摂取基準が参考になると考えられる**．最新の話題として，「ビタミンB群，ビタミンA，野菜の摂取不足は認知機能低下と関連する可能性がある」ことが，「高齢者糖尿病診療ガイドライン2017」に記載された[6]．留意して摂取すべきであろう．

### ●サプリメントによる補給をする患者への対応

通常の食事を摂取している人では，糖尿病があろうがなかろうが，ビタミンやミネラルをサプリメント[★2]で補うことが有用であることを示唆するエビデンスは不十分である．しかし，コントロールされていない糖尿病患者の場合でも，しばしば微量栄養素不足になるという報告がある[7]．したがって糖尿病患者は，毎日の食品からビタミンやミネラルを摂取できるようバランスのとれた食事に注意を払わないといけない．一方，注意しないと微量栄養素が不足しやすいのは，高齢者，妊婦や授乳期の婦人，菜食主義者，高度のエネルギー制限や高度の糖質制限を行っている場合である．また，運動意識をもち体育施設に通う一般健常人への食事調査によると，運動習慣の多い者でビタミン類の不足傾向がみられ，食事療法と運動療法を併用することの多い糖尿病患者では，さらに不足状態に注意が必要である．

サプリメントへの関心は高いものの，十分な知識をもたないまま使用していることが多く，サプリメントはあくまでも補助的に使用することが本来の目的であり，脂溶性ビタミン類については，過剰摂取の問題もあり，「かならずしもサプリメン

★2：サプリメントの評価
サプリメントとして抗酸化物質投与に関心がもたれていた．しかし，抗酸化物質を投与しても，糖尿病の血糖コントロールや合併症の進展に対して有用であるというエビデンスは得られていない．むしろビタミンEやカロテンなど抗酸化物質をサプリメントとして投与すると，心血管系，脳血管障害，細小血管障害に有害であったという報告が続いた．一方，サプリメントとしてのクロム，マグネシウム，ビタミンDの影響については一定の見解が得られていない．これは投与前の個人差や投与量の違いなどによるものと考えられる．その他シナモンなどについての研究があるが結論を出すのに十分なものとはいえない．

トによる補給を推奨するものではない」というスタンスで対応し，使用方法を逸脱することのないように教育・管理を行っていく必要がある．

［細川雅也，田中　仁，津田謹輔］

●参考文献


1）厚生労働省：「日本人の食事摂取基準（2020年版）」策定検討会報告書．2019．

2）Sacks FM，Svetkey LP，Vollmer WM，et al：DASH-Sodium Collaborative Research Group. Effects on blood pressure of reduced dietary sodium and the Dietary Approaches to Stop Hypertension（DASH）diet. N Engl J Med **344**：3-10, 2001.

3）日本糖尿病学会編・著：糖尿病診療ガイドライン2019．南江堂，2019．

4）Kurstjens S, de Baaij JH, Bouras H, et al：Determinants of hypomagnesemia in patients with type 2 diabetes mellitus. Eur J Endocrinol **176**：11-19, 2017.

5）Tamaki M，Fujitani Y，Hara A，et al：The diabetes-susceptible gene SLC30A8/ZnT8 regulates hepatic insulin clearance. J Clin Invest **123**：4513-4524, 2013.

6）日本老年医学会・日本糖尿病学会編・著：高齢者糖尿病診療ガイドライン2017．南江堂，2017．

7）幣　憲一郎，津田謹輔：糖尿病食事療法とビタミン．Diabetes Frontier **16**：455-458，2005．

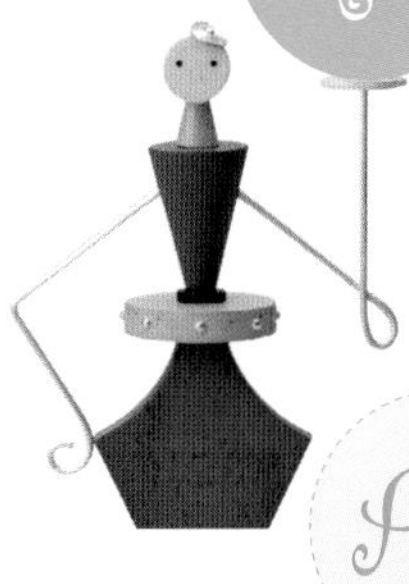

# Q-18 なぜ，食物繊維の重要性が注目されているのでしょうか？　毎日，無理なく上手に摂取できる方法を教えてください．



A-18 「糖尿病食事療法のための食品交換表 第7版」では，食物繊維★1 [1]は「表1」，「表2」，「表3」，「表6」の食品に含まれ，「食後の血糖上昇を抑えたり，便通を改善させる効果がある」，「水溶性食物繊維には血中コレステロールの上昇を防ぐ作用がある」と，健康を保つうえで重要な働きがあることを示し，目標量20〜25g/日を提示している．また，各表において食物繊維含有量の多い食品（1単位中に食物繊維2g以上を含む食品）に マークを付記し，食品選択しやすい工夫を施している．食物繊維を上手に摂取するには，①穀類の適正摂取を心がけ，精白米には玄米，押し麦を加えたり，ライ麦パン，全粒粉パンを利用する　②主菜に大豆製品の頻度を高める　③加熱によりカサを減らした野菜と海藻，きのこ，こんにゃくによる常備菜を用意する　などがあげられる．

★1：食物繊維の定義
「食品成分表」「食事摂取基準」では，ヒトの消化酵素で消化されない食物中の難消化性成分の総体をいう．
「栄養表示基準」では，上記の総体に〝3種類以上の低分子難消化性成分〟が含まれる．いわゆる難消化性オリゴ糖，同デキストリンが含まれる．
国によって食物繊維の定義は異なる．

## それはなぜか？

### ●目標に達していない食物繊維摂取量

日本人の平均食物繊維摂取量（20歳以上成人）は，1950年代に20g以上であったが，近年では14g/日前後となっている．中でも若い世代での摂取量が少なく，20代男性は12.9g，同女性は11.9gである．心筋梗塞[2]，脳卒中[3]，乳がん[4]の発症との関連を検討したメタアナリシスでは，明らかな閾値は認められないものの，有意な負の関連が報告されている．2012年には食物繊維摂取量の増加による血糖値などの変化を観察した15件のメタアナリシスにおいて，平均18.3g/日の増加で平均15.3mg/dLの空腹時血糖値の低下が観察された[5]．「糖尿病治療ガイド2020-2021」[6]では，**合併症予防のために食物繊維を20g/日以上摂取する**ように促しており，「日本人の食事摂取基準（2020年版）」[7]では，1日の食物繊維の摂取基準として男性のみ2015年版より1g多い21g，女性18g以上が示された．摂取量が多いためにリスクが増す生活習慣病は報告されていないが，目標値と現状の乖離は大きい．

その原因は，**図18-1**の1951年と2015年の摂取量構成を比較すると明らかである[8,10]．著しい変化がみられるのは穀類で，全体に占める割合は約48%から約21%に減少し，それにともない食物繊維摂取量も約8g減少している．これには，主食である米の摂取量減少[9,10]にともない，大麦，玄米，雑穀を食べる機会も減少していることが影響している．つまり，穀物摂取の機会の減少が，食物繊維をとらないことにつながっているとの見方ができる．なお，目標量算定に用いられた多くの研

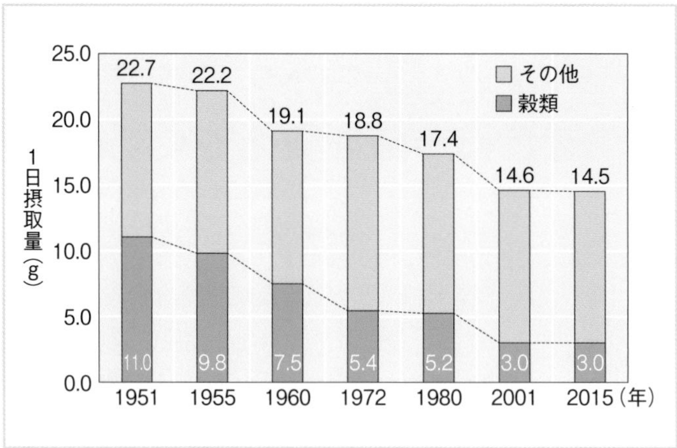


**図 18-1　日本人の食物繊維摂取量の構成変化**
（地方衛生研究所全国協議会編：食物繊維成分表．第一出版，1990，p.46．および厚生労働省：平成27年国民健康・栄養調査報告，2015より著者が改変）

**表 18-1　食物繊維のおもな種類**

| | 名称 | 多く含む食品 |
|---|---|---|
| 水溶性食物繊維 | ペクチン | 果物，野菜 |
| | グルコマンナン | こんにゃく* |
| | アルギン酸 | こんぶ，わかめなどの海藻類 |
| | イヌリン | ごぼう，キクイモ |
| 不溶性食物繊維 | セルロース | 果物，野菜，穀類 |
| | ヘミセルロース | 穀類，野菜，豆類，果物 |
| | リグニン | ココア，ピーナッツ，緑豆 |
| | イヌリン | ごぼう，キクイモ |
| | キチン | きのこ，甲殻類 |

*こんにゃくは製品化すると不溶性食物繊維に変わる

究は，食品由来の食物繊維であるため，通常の食品に替えて同じ量の食物繊維をサプリメントなどで摂取したときに，同等の健康利益を期待できるという保証がないことを理解しておく必要がある．

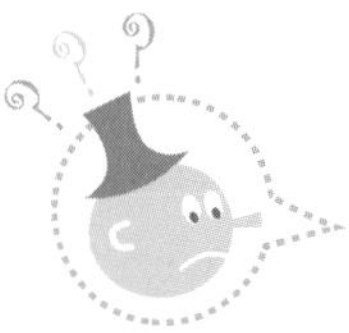

## エビデンスは？

### ●食物繊維のおもな生理作用と糖尿病発症との関連

**【糖質代謝】食物繊維の多い食べ物は，**

①咀嚼回数が増える

②少量で満腹感を引き出し，過食を防ぐ

③水溶性食物繊維の摂取により，**小腸への食物の移行を遅延させる**

④小腸でのグルコースの消化吸収速度を緩慢にし，**食後血糖の上昇を抑制する**

⑤**インスリン分泌を緩和する**

これらを通じて糖代謝の改善につながる．糖尿病発症との関連を検討したメタア

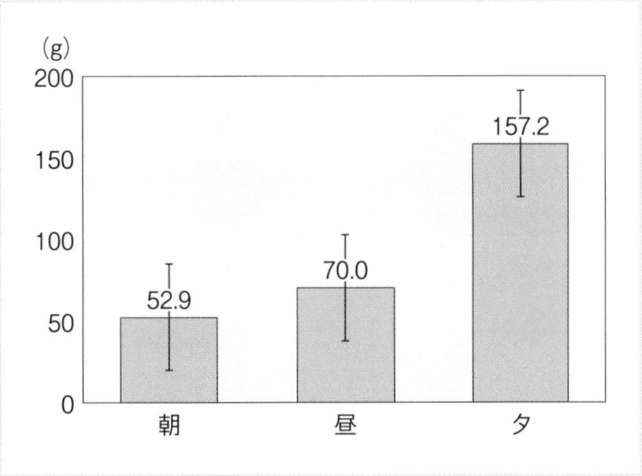


**図 18-2　食事別野菜摂取量**
（厚生労働省：平成25年 国民健康・栄養調査報告より）

ナリシスで，穀物由来の食物繊維摂取量と果物・野菜由来の同摂取量において摂取源を考慮する必要性が示唆される報告[11]がなされたが，発症との間に負の関連を認めた研究報告は数多く存在する[11,12]．

**【脂質代謝】**血清LDLコレステロール低下作用は，水溶性食物繊維に限定された報告[13]と低GI[★2]食に観察されている[14]．低GI食は総じて不溶性食物繊維が豊富であると考えられるため，水溶性，不溶性を問わず食物繊維摂取量を高める効果は大きい．

★2：GI（glycemic index）グリセミック・インデックス Q14（p.60）参照

**【排便改善効果・腸疾患の予防効果】**食物繊維20 g/日で糞便重量が増加し，良好な排便が期待できるとした報告[15]がある半面，便秘が改善するとは結論づけられないとした報告[16]もある．しかし，**不溶性食物繊維によって便の重量が増加すると**通過時間が短縮されるため，**腸内環境が改善される**ことが報告されている．

**表18-1**に食物繊維のおもな種類を示す．

## 実践へどう活かすか？

### ●野菜，海藻，きのこ，こんにゃくなどを毎食たっぷりとる

「糖尿病食事療法のための食品交換表 第7版」の改訂ポイントの一つに，「表6」（緑黄色野菜・淡色野菜・海藻，きのこ，こんにゃく）の配分を1日1.0単位（300 g）から1.2単位（350 g）への増量がある．しかしながら，「平成25年 国民健康・栄養調査報告」による実際の野菜摂取状況（**図18-2**）は，目標を下回る状況となっている．**野菜は**食物繊維を豊富に含む食品と認知されているが，食物繊維含有量は平均2〜4 g/100 gであるため，**1食で賄うことはむずかしく，毎食こまめに摂取することが確実な手法**となる．そのため，交換表の配分例では，食後血糖対策を加味したうえで毎食0.4単位（1〜2品の小鉢料理）の摂取で7〜14 g/日の確保をめざしている．まずは，煮たりゆでたりしてカサを減らした野菜と海藻，きのこ，こんにゃく

による常備菜を用意するところからスタートしたい.

### ●食物繊維を多く含む穀類や大豆製品を活用

穀類の100gあたりの食物繊維含有量(精白めし0.3g, はいが精米めし0.8g, 玄米めし1.4g/100g)は, きのこや海藻, 野菜(「表6」は2〜4g/100g)と比較して低値だが, 常用量(茶碗1杯150g)/食で換算すると白米で0.5g, 玄米で2.1gとなる. 主食である穀類以外は一度に多量に食べることがむずかしいことからも, 食物繊維の摂取量を増やすには, **穀類の摂取量を増やす**ことも一つの方法である. また, 低GIをめざすためにも, 「表1」では精白米に玄米, 押し麦や雑穀を入れる, 食パンの代わりにライ麦パンや全粒粉パン, オートミールなどを利用する, グリンピースなどの豆類・いも類・かぼちゃを副菜に取り入れるとよい. 「表3」ではおからや納豆などの**大豆製品を, 主菜料理として食卓での頻度を高める**と効果的である. 例として, 野菜摂取量が少ない朝食にご飯と納豆を組み入れると, 食物繊維摂取量は簡易に高められる. このように食材を選択する際に, 簡易に効果的な選択ができるよう, マークが設定されている.

毎日・毎食のことなのでこうした選択の積み重ねが, 良好な血糖コントロールに大きな影響を及ぼす. **マークをうまく活用**して, 食物繊維の十分な摂取を心がけていきたい.

[佐野喜子]


●参考文献

1) 板倉弘重監修:医科栄養学. 建帛社, 2010, p37.
2) Pereira MA, O'Reilly E, Augustsson K, et al:Dietary fiber and risk of coronary heart disease:a pooled analysis of cohort studies. Arch Intern Med **164**:370-376, 2004.
3) Threapleton DE, Greenwood DC, Evans CE, et al:Dietary fiber intake and risk of first stroke:a systematic review and meta-analysis. Stroke **44**:1360-1368, 2013.
4) Aune D, Chan DS, Greenwood DC, et al:Dietary fiber and breast cancer risk:a systematic review and meta-analysis of prospective studies. Ann Oncol **23**:1394-1402, 2012.
5) Post RE, Mainous AG 3rd, King DE, et al:Dietary fiber for the treatment of type 2 diabetes mellitus:a meta-analysis. J Am Board Fam Med **25**:16-23, 2012.
6) 日本糖尿病学会編・著:糖尿病治療ガイド2020-2021. 文光堂, 2020, p.50.
7) 厚生労働省:「日本人の食事摂取基準(2020年版)」策定検討会報告書. 2019.
8) 地方衛生研究所全国協議会編:食物繊維成分表. 第一出版, 1990, p.46.
9) 日本栄養士会栄養指導研究所監修:戦後昭和の栄養動向—国民栄養調査40年をふりかえる. 第一出版, 1998.
10) 厚生労働省:平成27年国民健康・栄養調査報告, 2015.
11) Schulze MB, Schulz M, Heidemann C, et al:Fiber and magnesium intake and incidence of type 2 diabetes:a prospective study and meta-analysis. Arch Intern Med **167**:956-965, 2007.
12) Ye EQ, Chacko SA, Chou EL, et al:Greater whole-grain intake is associated with lower risk of type 2 diabetes, cardiovascular disease, and weight gain. J Nutr **142**:1304-1313, 2012.
13) Brown L, Rosner B, Willett WW, et al:Cholesterol-lowering effects of dietary fiber:a meta-analysis. Am J Clin Nutr **69**:30-42, 1999.
14) Goff LM, Cowland DE, Hooper L, et al:Low glycaemic index diets and blood lipids:a systematic review and meta-analysis of randomised controlled trials. Nutr Metab Cardiovasc Dis **23**:1-10, 2013.
15) Saito T, Hayakawa T, Nakamura K, et al:Fecal output, gastrointestinal transit time, frequency of evacuation and apparent excretion rate of dietary fiber in young men given diets containing different levels of dietary fiber. J Nutr Sci Vitaminol(Tokyo) **37**:493-508, 1991.
16) Yang J, Wang HP, Zhou L, et al:Effect of dietary fiber on constipation:a meta analysis. World J Gastroenterol **18**:7378-7383, 2012.

# Q-19 糖尿病性腎症の進行度はどのように判定するのでしょうか？

## A-19

糖尿病性腎症の進行度は，臨床経過，検尿検査，腎機能検査を総合的に判断して評価する．糖尿病性腎症は透析導入の原因疾患の第一位であるが，早期には臨床症状に乏しい．**検尿検査**，とくに**尿中アルブミン排泄量の測定**[★1]**で早期腎症を診断**し，治療を開始することが重要である．**腎機能検査**では糸球体濾過量（GFR）を測定するが，最近では血清クレアチニン（Cr）値から算出される**推算 GFR（eGFR）**[★2]**を用いる**ことにより，比較的簡便に評価可能となった．実臨床では，尿中アルブミン排泄量あるいは尿蛋白排泄量と eGFR からなる糖尿病性腎症病期分類が使用される（**表 19-1**）[1]．臨床症状に乏しい第 1 期（正常アルブミン尿）・第 2 期（微量アルブミン尿）から第 3 期（顕性アルブミン尿あるいは持続性蛋白尿），さらに第 4 期（腎不全期）に至ると溢水症状や尿毒症症状など出現する症例もあり，透析導入[★3]（第 5 期）[2]も考慮する必要がある．

## それはなぜか？

**糖尿病性腎症の評価には病期分類が用いられる**（**表 19-1**）[1]．近年，高齢者糖尿病の増加にともない，高血圧による腎硬化症合併症例なども多く，かならずしも第1期から第5期へと進行するわけではない．実際，病期分類の注釈には鑑別診断の重要性が記載されているが，進行度の客観的評価には欠かせない表である．

典型的な臨床経過をとる症例では，少なくとも5年以上の糖尿病の罹病期間があり，微量アルブミン尿～顕性アルブミン尿が持続した後，比較的短期間に，著明な蛋白尿を呈するとともにGFRも低下し，透析導入に至ることが多い（**図 19-1**）[3]．

したがって，尿中アルブミンを測定し，早期に腎症を診断し，治療介入することは非常に大切である．とくに早期腎症の発症・進展抑制には，糖尿病治療の基本である血糖コントロールの寄与率も大きいとされている．すなわち，厳格な血糖コントロールを行えば，微量アルブミン尿～顕性アルブミン尿の出現を抑制し，その後の末期腎不全（ESRD），透析療法への移行を防げると考えられている．

一方，進展した腎症においても病期を的確に判定することは重要である．尿蛋白排泄量とeGFRを考慮した食事療法（たんぱく質制限食），血圧，脂質の管理に加え，腎性貧血，リン代謝異常，代謝性アシドーシスなどに対して集約的治療を行うことは透析導入を遅らせる効果があると考えられている．

★1：尿中アルブミン排泄量
実臨床の場では，アルブミン尿は随時尿で尿中クレアチニンで補正し評価することが大半である（albumin creatinine ratio：ACR）．生理的変動も大きいため，日を替えて ACR を測定し 3 回中 2 回以上微量アルブミン尿が確認されれば第 2 期（早期腎症）と診断する．

★2：eGFR（推算糸球体濾過量）
GFR の測定のゴールドスタンダードはイヌリンクリアランスであるが，日常診療では血清 Cr 値に基づく GFR 推算式を用いて GFR を推定する．eGFR（mL/分/1.73 $m^2$）＝ $194 \times Cr^{-1.094} \times$ 年齢（歳）$^{-0.287}$（女性は× 0.739）．

★3：透析導入
わが国における透析患者数の増加は，近年鈍化傾向にあるものの，日本透析医学会統計調査委員会の報告によると，2015 年末には 32 万人を超え，医療経済に与える影響は大きく，いまや社会的問題となっている[1]．とくに糖尿病性腎症は 1998 年に慢性糸球体腎炎を抜いて新規透析導入の第 1 位になって以降，増加を続け，2015年末には原疾患の38.4%を占めるに至った[1]．したがって，糖尿病性腎症を早期に診断，介入し，透析導入を防ぐことが急務である．

**表 19-1　糖尿病性腎症病期分類**注1)

| 病期 | 尿アルブミン値（mg/gCr）<br>あるいは尿蛋白値（g/gCr） | GFR（eGFR）<br>（mL/分/1.73m²） |
|---|---|---|
| 第1期（腎症前期） | 正常アルブミン尿（30未満） | 30以上注2) |
| 第2期（早期腎症期） | 微量アルブミン尿（30〜299）注3) | 30以上 |
| 第3期（顕性腎症期） | 顕性アルブミン尿（300以上）あるいは<br>持続性蛋白尿（0.5以上） | 30以上注4) |
| 第4期（腎不全期） | 問わない注5) | 30未満 |
| 第5期（透析療法期） | 透析療法中 | |

注1）糖尿病性腎症は必ずしも第1期から順次第5期まで進行するものではない．本分類は，厚労省研究班の成績に基づき予後（腎，心血管，総死亡）を勘案した分類である（Clin Exp Nephrol 18：613-620, 2014.）

注2）GFR 60mL/分/1.73m² 未満の症例はCKDに該当し，糖尿病性腎症以外の原因が存在し得るため，他の腎臓病との鑑別診断が必要である．

注3）微量アルブミン尿を認めた症例では，糖尿病性腎症早期診断基準に従って鑑別診断を行った上で，早期腎症と診断する．

注4）顕性アルブミン尿の症例では，GFR 60mL/分/1.73m² 未満からGFRの低下に伴い腎イベント（eGFRの半減，透析導入）が増加するため，注意が必要である．

注5）GFR 30mL/分/1.73m² 未満の症例は，尿アルブミン値あるいは尿蛋白値にかかわらず，腎不全期に分類される．しかし，とくに正常アルブミン尿・微量アルブミン尿の場合は，糖尿病性腎症以外の腎臓病との鑑別診断が必要である．

【重要な注意事項】　本表は糖尿病性腎症の病期分類であり，薬剤使用の目安を示した表ではない．糖尿病治療薬を含む薬剤，とくに腎排泄性薬剤の使用にあたっては，GFR等を勘案し，各薬剤の添付文書に従った使用が必要である．

（糖尿病性腎症合同委員会：糖尿病性腎症病期分類2014の策定（糖尿病性腎症病期分類改訂）について．糖尿病 57：529-534，2014より一部改変）

（日本糖尿病学会編・著：糖尿病治療ガイド2020-2021．文光堂，2020，p.84より）

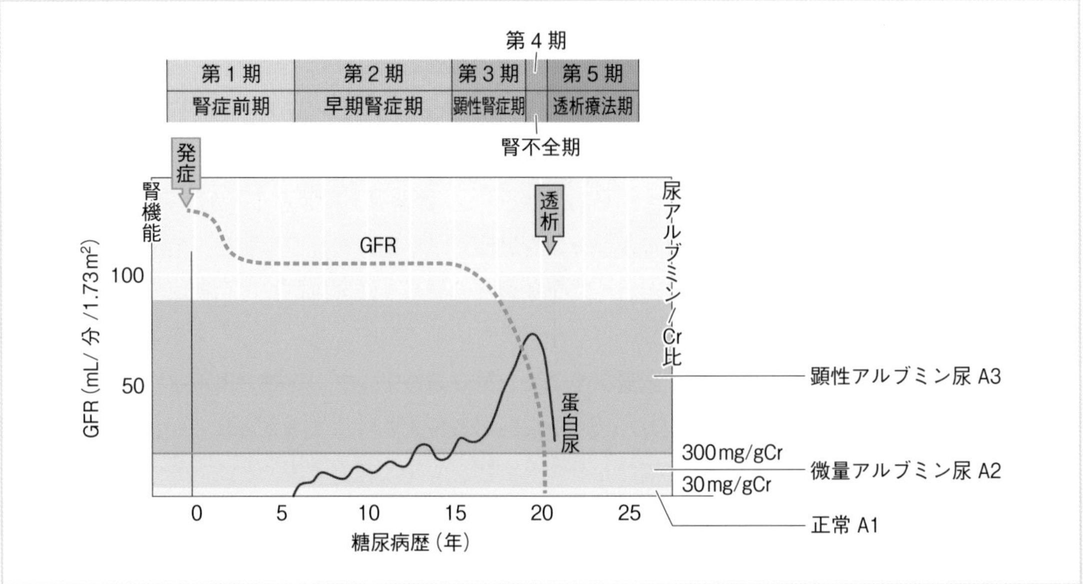


**図 19-1　糖尿病性腎症の臨床経過**

（槇野博史：糖尿病性腎症―発症・進展機序と治療．診断と治療社，1999，p.192より引用改変）

（日本腎臓学会編：CKD診療ガイド2012．東京医学社，2012，p.32より）

A 微量アルブミン尿

| 試験またはサブグループ | 強化療法 イベント数 | 強化療法 症例数 | 標準療法 イベント数 | 標準療法 症例数 | 比率，% | リスク比 (95% 信頼区間) |
|---|---|---|---|---|---|---|
| ACCORD | 720 | 3,250 | 828 | 3,273 | 27.3 | 0.88 (0.80〜0.96) |
| ADVANCE | 1,318 | 5,571 | 1,434 | 5,569 | 29.3 | 0.92 (0.86〜0.98) |
| Kumamoto | 5 | 52 | 11 | 50 | 1.3 | 0.44 (0.16〜1.17) |
| UKPDS 33 | 368 | 2,277 | 172 | 938 | 19.6 | 0.88 (0.75〜1.04) |
| UKPDS 34 | 79 | 342 | 95 | 411 | 12.2 | 1.00 (0.77〜1.30) |
| VADT | 43 | 442 | 61 | 463 | 7.6 | 0.74 (0.51〜1.07) |
| VAFeasibility Trial | 7 | 42 | 30 | 46 | 2.5 | 0.26 (0.13〜0.52) |
| 合計 (95% 信頼区間) | | 11,976 | | 10,750 | 100.0 | 0.86 (0.76〜0.96) |
| 総イベント数 | 2,540 | | 2,631 | | | |

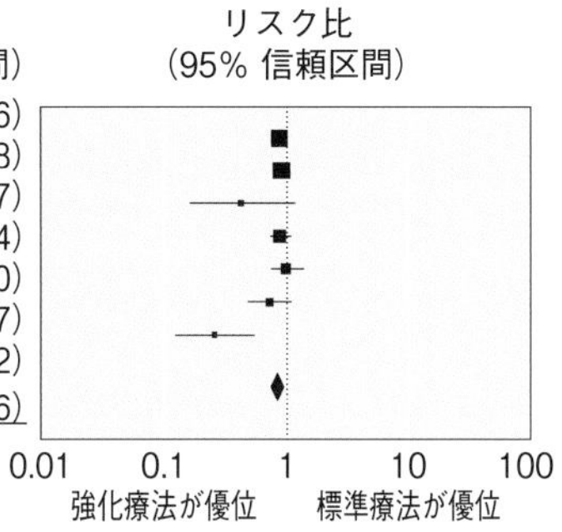


B 顕性アルブミン尿

| 試験またはサブグループ | 強化療法 イベント数 | 強化療法 症例数 | 標準療法 イベント数 | 標準療法 症例数 | 比率，% | リスク比 (95% 信頼区間) |
|---|---|---|---|---|---|---|
| ACCORD | 195 | 4,397 | 272 | 4,424 | 39.3 | 0.72 (0.60〜0.86) |
| ADVANCE | 230 | 5,571 | 292 | 5,569 | 42.5 | 0.79 (0.67〜0.93) |
| Kumamoto | 0 | 52 | 4 | 50 | 0.2 | 0.11 (0.01〜1.94) |
| UKPDS 33 | 72 | 2,277 | 33 | 938 | 10.4 | 0.90 (0.60〜1.35) |
| VADT | 20 | 693 | 36 | 703 | 6.2 | 0.56 (0.33〜0.96) |
| VAFeasibility Trial | 3 | 24 | 10 | 28 | 1.4 | 0.35 (0.11〜1.13) |
| 合計 (95% 信頼区間) | | 13,014 | | 11,712 | 100.0 | 0.74 (0.65〜0.85) |
| 総イベント数 | 520 | | 647 | | | |

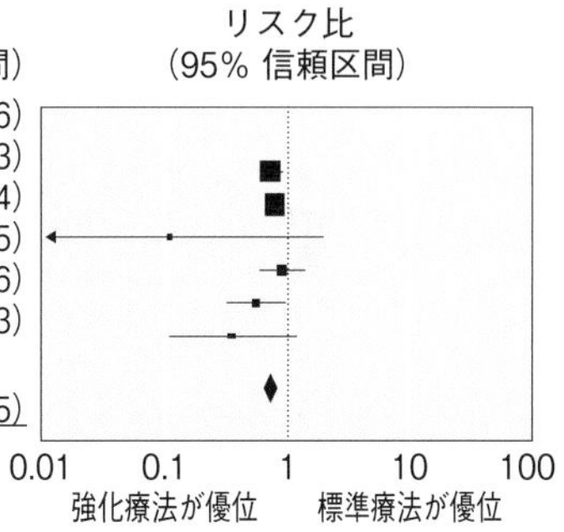


**図 19-2　厳格な血糖コントロールによる微量アルブミン尿，顕性アルブミン尿発現リスクに対する影響**
(Coca SG, Ismail-Beigi F, Haq N, et al : Role of intensive glucose control in development of renal end points in type 2 diabetes mellitus : systematic review and meta-analysis intensive glucose control in type 2 diabetes. Arch Intern Med **172** : 761-769, 2012 より)

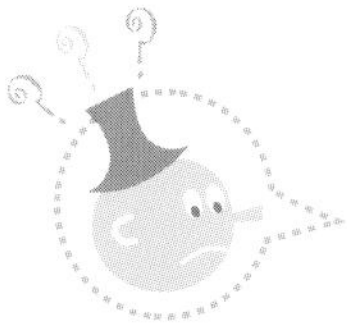

## エビデンスは？

### ●厳格な血糖コントロールによる微量アルブミン尿，顕性アルブミン尿発現の抑制効果

28,065人の2型糖尿病患者を含む7つのランダム化比較試験のメタ解析では，微量アルブミン尿，および顕性アルブミン尿発現リスクに対して，厳格な血糖コントロール(強化療法)が標準療法に比較し優位であることが示されている(**図19-2**)[4]．一方，血清クレアチニン値の倍化，ESRD，腎関連死などに関しては強化療法の標準療法に対する優越性は認められなかったことから[4]，**腎症の発症・早期における厳格な血糖コントロールの重要性**が示唆される．

### ●アルブミン尿減少とESRDへの進行との関係

アルブミン尿は心血管イベント，総死亡，ESRDのサロゲート(代用)マーカーとして知られている．本稿のテーマである腎症に限った場合，アルブミン尿を減少させることができれば，ESRDへの進行抑制につながるのか，という疑問が生じる．それに対して，最近，レニン-アンジオテンシン-アルドステロン系阻害薬を

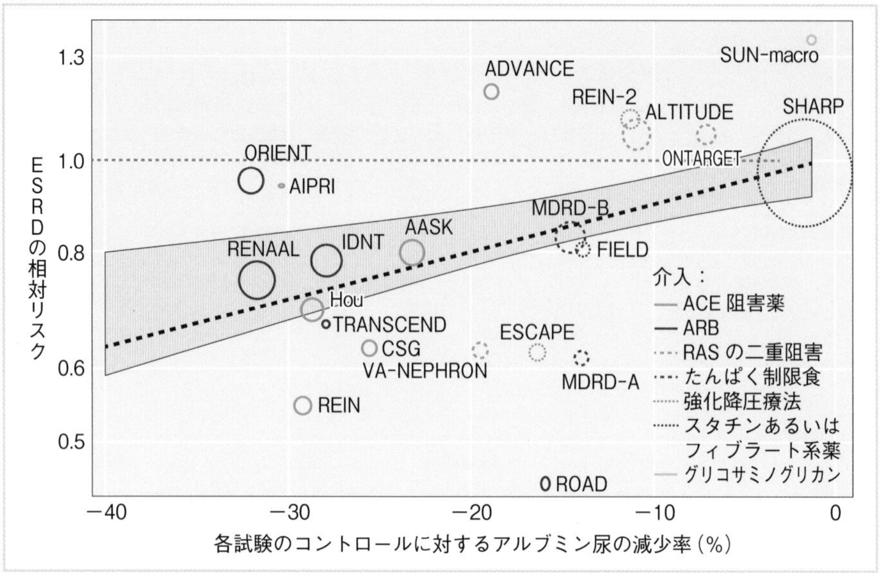


**図 19-3　アルブミン尿減少と末期腎不全（ESRD）への進展との関係**
（Heerspink HJ, Kropelin TF, Hoekman J, et al：Drug-Induced Reduction in Albuminuria Is Associated with Subsequent Renoprotection：A Meta-Analysis. J Am Soc Nephrol **26**：2055-2064, 2015 より）

含む21のプラセボを対象とした介入試験のメタ解析が報告されている．2型糖尿病患者を含め78,342人が対象で4,183人のESRDイベントが記録されたが，治療介入による**アルブミン尿の減少は有意にESRDのリスク減少と関連**していた（30%のアルブミン尿減少で23.7%のESRDのリスク減少〔95%信頼区間：11.6%～35.7%，p＝0.002〕）（**図 19-3**）[5]．この報告は糖尿病患者に限定されているわけではなく，また血糖コントロールの介入試験の結果ではないが，糖尿病性腎症の早期から，血糖コントロールを含め，高血圧，脂質管理などを行い，アルブミン尿減少をめざした治療の重要性を示している．

## 実践へどう活かすか？

以下に，糖尿病性腎症を評価するうえでの注意点をあげる．

腎機能検査ではeGFR（eGFR creat）が頻用される．血清Cr値から算出され簡便であるが，四肢欠損，長期臥床，るい痩など筋肉量が少ない症例では真のGFRに比較し過大評価，逆にアスリートなど筋肉量が多い症例に対しては過少評価されるため，替わりに，血清シスタチンCをもとにしたeGFRcysの使用が推奨される．

2型糖尿病では発症時期が不明なことも多いが，推定発症5年以内で蛋白尿が明らかな場合，急速に蛋白尿増加や腎機能低下を認める場合，持続性蛋白尿を認めるにもかかわらず糖尿病網膜症や神経障害を認めない場合，尿沈渣で明らかな血尿を認める場合などは，慢性糸球体腎炎などの合併も疑う必要があるため，腎臓内科への紹介が必要である．

［森　克仁，繪本正憲］

### ●参考文献


1) 日本糖尿病学会編・著：糖尿病治療ガイド 2020-2021．文光堂，2020，p.84.

2) 日本透析医学会統計調査委員会：わが国の慢性透析療法の現況（2015年12月31日現在）．日本透析医学会雑誌 **50**：1-62，2017.

3) 日本腎臓学会編：CKD診療ガイド2012．東京医学社，2012，p.32.

4) Coca SG, Ismail-Beigi F, Haq N, et al：Role of intensive glucose control in development of renal end points in type 2 diabetes mellitus：systematic review and meta-analysis intensive glucose control in type 2 diabetes. Arch Intern Med **172**：761-769, 2012.

5) Heerspink HJ, Kropelin TF, Hoekman J, et al：Drug-Induced Reduction in Albuminuria Is Associated with Subsequent Renoprotection：A Meta-Analysis. J Am Soc Nephrol **26**：2055-2064, 2015.

## Q-20 重症度別に食事療法はどのように変わるのでしょうか？　糖尿病食から糖尿病性腎症食への切り替えは本当に必要ですか？

**A-20** 糖尿病の食事療法の基本は，適切なエネルギー量と栄養素バランスであるが，腎症を合併した場合には，腎機能低下を遅らせるために，過剰なたんぱく質摂取を避ける必要があり，腎症の重症度（病期）に応じたたんぱく質制限が推奨されている．そのため，**それぞれの食品のエネルギーのみならず，たんぱく質量を知り，1日にどれくらい摂取すればよいのかを学んでいくことが要される**．より厳格なたんぱく質制限を行う場合には，1日の総エネルギー量はむしろ増量とする必要があり，エネルギー調整食品などを利用する．通常の糖尿病の食事療法におけるエネルギー制限食の考え方と異なるために理解をするのに時間を要する場合がある．また腎症合併例では，食塩制限による高血圧の予防や治療も必要である．さらに腎不全期に進行するとカリウム制限なども加わってくる．

### それはなぜか？

過剰なたんぱく質の摂取は，腎糸球体へ負荷を生じるために，腎症を悪化させるといわれている．さらに腎症の病期が進行した場合には，高たんぱく質食は，高リン血症，高カリウム血症，高尿酸血症などにも関連するため，たんぱく質を制限することが推奨される．高たんぱく質食を摂取するとマウスではアルブミン尿が増加し，ヒトでは尿中の最終糖化産物であるカルボキシメチルリジン（CML）が増加するとの報告もある[1)]．

★1：糖尿病性腎症病期分類
p.86，**表 19-1** 参照

わが国では2014年に新たな糖尿病性腎症病期分類[★1]が発表され，その病期に対応した生活指導基準が，日本糖尿病学会による「糖尿病治療ガイド2016-2017」[2)]以降に示されてきたが，「糖尿病治療ガイド2020-2021」[3)]では，この生活指導基準の記載がなくなった．**腎症の発症や進展予防の観点からは，たんぱく質摂取量の上限をエネルギー摂取量の20％未満とすることが望ましいとする一方で，栄養障害やサルコペニア・フレイルのリスクを有する症例（特に高齢者）においては，重度の腎機能障害がなければ十分なたんぱく質をとることが推奨されている．顕性腎症（腎症第3期）では，たんぱく質制限食0.8～1.0g/kg目標体重を考慮してもよいとされている．さらにネフローゼ症候群に至った症例では0.8g/kg目標体重を目標とした低たんぱく食を考慮する．**

★2：CKD（Chronic Kidney Disease：慢性腎臓病）
腎機能の低下（eGFRが60mL/分/1.73$m^2$未満の状態），腎障害（蛋白尿（微量アルブミン尿を含む）などの尿異常・画像診断や血液検査，病理所見で腎障害が明らかである状態）のいずれか，または両方が3カ月以上続いている状態をCKDと診断する．

日本腎臓学会の「慢性腎臓病に対する食事療法基準2014年度版」では，たんぱく質摂取量は，腎機能低下に対応して，CKD[★2]ステージG3a（GFR 45～59mL/分/1.73$m^2$）で0.8～1.0g/kg，CKDステージ3bと4（GFR 15～44mL/分/1.73$m^2$）では

0.6～0.8 g/kgを推奨している．すなわち糖尿病性腎症第3期でCKDステージ3b（GFR 30～44 mL/分/1.73 $m^2$）の腎機能では腎不全と同様の食事内容も考慮することとなっている．

食塩の過剰摂取は，血圧の上昇，糸球体高血圧の原因となり，蛋白尿を増加させ，腎症を悪化させる要因となる．2型糖尿病では食塩感受性高血圧を合併していることが多く，早期からの食塩制限が好ましい．さらに腎不全になると，食塩摂取によって細胞外液量が増加し，浮腫を悪化させ，心不全に至ることもあるため，より厳格な食塩制限を必要とする．

腎不全では機能ネフロン数の減少によりカリウムの排泄が低下するため高カリウム血症を招きやすくなる．また，アシドーシスになると細胞内から細胞外へのカリウムの移動が促進され，さらに高カリウム血症となりやすくなる．そのため，食事から摂取するカリウム量の制限を行う必要がある．

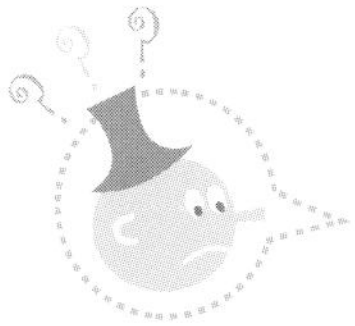

## エビデンスは？

**これまでに報告された糖尿病患者に対するたんぱく質制限食の臨床試験は，試験数自体が多くないこと，それぞれの対象人数が少ないこと，観察期間の短いものが多いことなどが問題とされている．また糖尿病の病型，腎症の病期，評価項目も異なっているため，結果の解釈には注意を要する**．これまでに報告された糖尿病性腎症に対するたんぱく質制限食に関するおもなメタアナリシスを以下に示す．

2007年にRobertsonらが発表したシステマティックレビューでは，4カ月間以上観察した9件のランダム化比較試験と，3件の前後比較試験を解析している[4)]．対象は1型糖尿病322人，2型糖尿病263人の総数585人である．この解析では，たんぱく質制限によって，1型糖尿病，2型糖尿病ともに，GFR低下速度の有意な改善はみられなかった．

2008年にPanらは6カ月間以上の介入を行った8件のランダム化比較試験を対象としたメタアナリシスを発表している[5)]．対象は1型糖尿病の試験4件，2型糖尿病の試験2件，両者を含む試験2件で，低たんぱく食群253人，通常たんぱく食群266人であった．この解析でもGFRの変化率は，低たんぱく食と通常たんぱく食で差がみられなかった．しかし低たんぱく食群では，蛋白尿が有意に減少しており，HbA1cも低下していた．一般に高血糖はGFRを増加させ，HbA1cが1％上昇すると，GFRは約6 mL/分/1.73 $m^2$高値になるといわれており[6)]，血糖コントロール改善自体もGFR変化量に影響を与えている可能性が考えられている．

2013年には13件のランダム化試験を対象としたメタアナリシスが発表された[7)]．対象は1型糖尿病の試験6件，2型糖尿病の試験5件，両者を含む試験2件からなり，合計779人の解析である．この結果では，たんぱく質制限食群でGFRの改善が認められた．サブグループ解析では，顕性蛋白尿でたんぱく質制限のコンプライアンスがよい症例において，とくにGFRの改善が認められている．蛋白尿，血清アルブミン値などは両群で差はみられず，HbA1cはたんぱく質制限食群で低下していた．

このように，たんぱく質制限食が糖尿病性腎症の進展を真に抑制できるのかどうかは，まだ明らかとはなっていないのが現状である．しかし，たんぱく質制限による大きな健康被害もみられず，過剰なたんぱく質が腎に与える影響を考えると，現在の「糖尿病治療ガイド」で推奨されているたんぱく質制限を行うことは意義があると考えられる．

## 実践へどう活かすか？

実際に厳格なたんぱく質制限を長期間にわたって維持することは，きわめてむずかしいことである．112人の顕性腎症患者に対して，0.8g/kg/日のたんぱく質制限食の効果を5年間観察したわが国のランダム化比較試験では，eGFRの変化は低たんぱく食群と通常たんぱく食群で有意差は認められなかった[8]．ただし実際のたんぱく質摂取量は，食事記録から計算したたんぱく質摂取量では低たんぱく食群0.9g/kg/日，通常たんぱく食群1.1g/kg/日であり低たんぱく食群で少なかったが，尿中窒素排泄量から計算したたんぱく質摂取量[★3]は，両群ともに1.0g/kg/日で差を認めなかった．**たんぱく質制限食を長期間継続することはむずかしいことを理解したうえで，その継続性を高めるような指導を行うことが重要である**．

新規透析導入患者の増加を止める目的で，2012年から「糖尿病透析予防指導管理料」[★4]が設定され，医師，看護師または保健師および管理栄養士が協力して，腎症2期以上の外来糖尿病患者に指導が行われるようになった．

### ●どのように食事指導を行うのか

まず，**アルブミン尿，腎機能，血糖コントロールなどの結果から，個々の腎症の状態を評価することが大切である．食事指導において，何を優先的に指導すべきであるかも，患者個々の状態によって大きく変わる**．

早期腎症合併時には，腎症の発症・進展要因の中心が高血糖であるのか，高血圧であるのか，肥満の有無などによって指導内容の優先順位が異なってくる．血糖コントロール不良例では，糖尿病の基本の食事療法の確認，摂取エネルギー量や栄養素のバランスをどのように改善したらよいのかを指導する．とくに食後高血糖の症例では，ゆっくり食べることや食物繊維を食事のはじめに摂取することなどで，糖質の吸収を遅らせることができる．

6g/日の食塩制限は高血圧合併糖尿病では必須であるが，腎症合併では早期からより良好な血圧コントロールが求められるため，降圧薬を内服していないときから薄味となるように指導をする．それぞれの食品の食塩量を示し，1日の摂取量以下になるような調理方法の工夫を指導する．とくに漬物や，みそ汁など汁物からとられる食塩量は比較的多く，食事内容の聞き取りや，味付け方法，使用している調味料の種類などを確認する．

**★3：たんぱく質摂取量**
畜尿で尿中尿素窒素(BUN)排泄量を測定し，1日のたんぱく質摂取量を推定することができる(Maroni式)．1日のたんぱく質摂取量(g/日)＝(尿中BUN[mg/dL]×1日尿量[mL/日]÷100＋31×体重[kg])×0.0062

**★4：糖尿病透析予防指導管理料**
HbA1c 6.5％以上，または内服薬やインスリン製剤を使用している外来糖尿病患者であって，糖尿病腎症第2期以上の患者(透析療法を行っている者を除く)に対し，透析予防診療チームが透析予防にかかる指導管理を行った場合に平成24年から月に1回算定できるようになった．

たんぱく質制限が必要になった場合には，食材のたんぱく質量を「糖尿病性腎症の食品交換表」を利用して指導するのがよい．基本の食事療法のエネルギー量と変化してくる場合が多く，理解がむずかしい症例もみられるが，繰り返し食事内容をチェックし，改善点を見つけていく．実際には，**たんぱく質制限はその実行度が低く，長期間継続することもむずかしいことが問題とされており，厳密に行うことができるような患者のモチベーションやサポート体制があるかどうかを確認しつつ，そのコツを指導していくことが望ましい**．最近では糖尿病患者で糖質制限が短期間の体重減量や血糖コントロールの改善に有効である報告が散見されており，逆にたんぱく質や脂質が過剰となる症例が増加しつつある．顕性蛋白尿を認めるような症例では，極端な糖質制限食を行っていないかどうかも確認すべきである．

腎不全になると，食事療法の乱れが体調を大きく変化させることがありうる．浮腫が強い症例では，厳格な食塩制限の指導を優先すべきである．高カリウム血症が高度の症例では，生野菜，果物などカリウム含量の多い食品の摂取を制限する指導が重要となる．腎不全患者では，たんぱく質制限は高リン血症や高カリウム血症の予防や尿毒症物質の抑制にも有用となる．　［安孫子亜津子，羽田勝計］




●参考文献

1）Meek RL, LeBoeuf RC, Saha SA, et al：Glomerular cell death and inflammation with high-protein diet and diabetes. Nephrol Dial Transplant **28**：1711-1720, 2013.
2）日本糖尿病学会編・著：糖尿病治療ガイド2016-2017．文光堂，2016.
3）日本糖尿病学会編・著：糖尿病治療ガイド2020-2021．文光堂，2020.
4）Robertson L, Waugh N, Robertson A：Protein restriction for diabetic renal disease. Cochrane Database Syst Rev：CD002181, 2007.
5）Pan Y, Guo LL, Jin HM：Low-protein diet for diabetic nephropathy：a meta-analysis of randomized controlled trials. Am J Clin Nutr **88**：660-666, 2008.
6）Tsuda A, Ishimura E, Ohno Y, et al：Poor glycemic control is a major factor in the overestimation of glomerular filtration rate in diabetic patients. Diabetes Care **37**：596-603, 2014.
7）Nezu U, Kamiyama H, Kondo Y, et al：Effect of low-protein diet on kidney function in diabetic nephropathy：meta-analysis of randomised controlled trials. BMJ Open **3**：e0029341, 2013.
8）Koya D, Haneda M, Inomata S, et al：Long-term effect of modification of dietary protein intake on the progression of diabetic nephropathy：a randomised controlled trial. Diabetologia **52**：2037-2045, 2009.

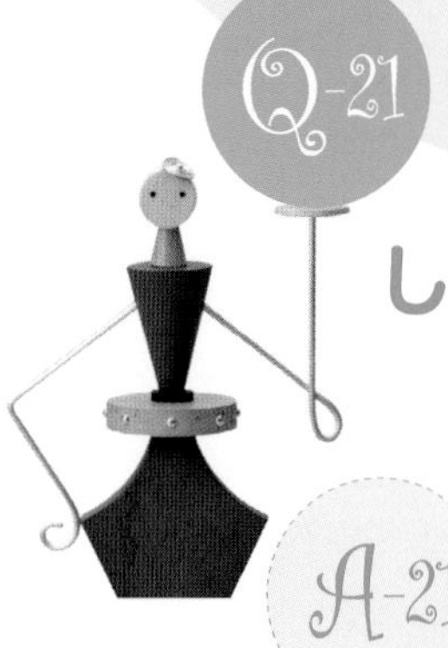

# Q-21 糖尿病性腎症は治ることはあるのでしょうか？　患者にどのように説明すればよいでしょうか？

**A-21** 治ることはある．このことは腎症の「寛解」，または「退縮」とよばれている．適切な血糖コントロール，血圧コントロール，その他肥満の解消や禁煙など生活習慣の是正によって腎症が改善することがある．とくに早期腎症であれば正常アルブミン尿に寛解することは多く認められ，より早期に治療介入することが大切である．顕性腎症であっても蛋白尿が大きく減少して改善する症例もみられる．とくにレニン-アンジオテンシン系抑制薬を用いた降圧療法，糖尿病の集約的治療によってアルブミン尿の減少，腎症の寛解が報告されている．最近ではSGLT2 阻害薬による腎症の寛解も報告されている．ただし，腎不全にまで進行してしまうと，低下した腎機能を回復させることは非常に困難であるために，透析導入を遅らせることが治療の目標となる．

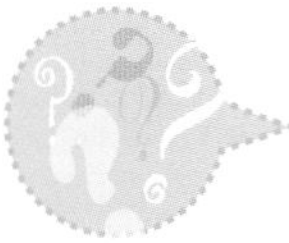

## それはなぜか？

かつては蛋白尿が出現すると，腎症は治らないといわれていた．しかし，厳格な血糖コントロールによる細小血管障害の発症・進展抑制効果がDCCT，UKAPDS，Kumamoto Studyなどから明らかとなり，腎症の改善例が認められるようになってきた．さらに厳格な血圧コントロールの腎症に対する有効性が証明されるようになり，とくにレニン-アンジオテンシン系抑制薬による降圧が腎症の進展を抑制するのみならず，アルブミン尿の減少や腎症の寛解が相次いで報告された．

**わが国では早期腎症の診断基準[★1]が2005年に発表され，早期に治療介入がされるようになり，早期腎症の段階であれば，正常となる率がかなり高いこともわかってきている．**

★1：早期腎症の診断基準
早期腎症（第2期）の診断基準は2005年に発表され，尿中アルブミン30～299mg/gCr（微量アルブミン尿）であることが，3回測定中2回以上認められると診断される．蓄尿や時間尿での尿中アルブミン排出率や，尿中Ⅳ型コラーゲン値（7～8μg/gCr以上），画像上での腎肥大は参考所見となる．

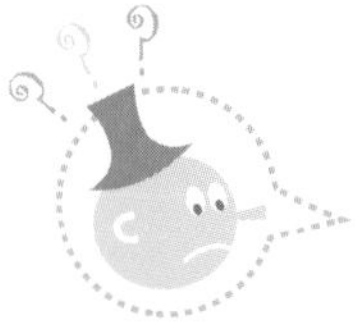

## エビデンスは？

血糖コントロール自体が腎症の寛解に寄与するかどうかは，1998年にFiorettoらが1型糖尿病患者の単独膵移植後，10年間血糖を正常化することで，腎組織において腎糸球体硬化病変の改善を報告しており，良好な血糖コントロールは腎症を改善させる可能性を示した[1)]．

わが国のJDC（Japan Diabetes Complications）studyでは尿中アルブミンが150mg/gCr未満の2型糖尿病1,558人を8年間観察して，腎症の進行と寛解の割合と，その背景因子を検証している[2)]．初年時に微量アルブミン尿であった452人では8年後に正常アルブミン尿となったのは30.3%であり，顕性アルブミン尿に

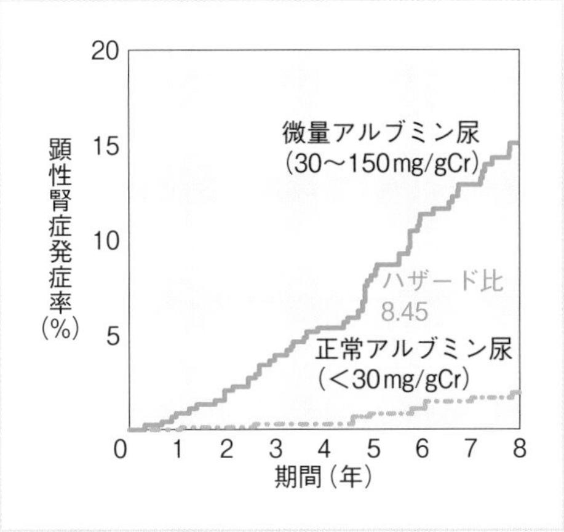


**図 21-1 正常アルブミン尿と微量アルブミン尿からの顕性腎症発症頻度の差**
(Katayama S, Moriya T, Tanaka S, et al : Low transition rate from normo- and low microalbuminuria to proteinuria in Japanese type 2 diabetic individuals : the Japan Diabetes Complications Study (JDCS). Diabetologia **54** : 1025-1031, 2011より)

至った12.4%よりも多いことがわかった．この中で顕性腎症発症に関連する因子はHbA1c高値，収縮期血圧高値，喫煙者であり，さらに初年度に正常アルブミン尿であった場合に顕性腎症への進行はわずか1.6%であるが，150以下の微量アルブミン尿であっても早期腎症であるとハザード比8.45と顕性腎症進行頻度が大きくなることも見出され，早期の介入の重要性が示された(**図21-1**)．

微量アルブミン尿の2型糖尿病患者216例を対象としたShiga Prospective Observational Follow-up Study for Diabetic Complicationsによると，6年間で顕性腎症に進行した症例が28%に対して，正常アルブミン尿への寛解が51%で認められ，54%で退縮が認められた[3]．この解析結果から，早期腎症の寛解に関与する因子としては，①微量アルブミン尿が出現してからの期間が短い，②RA(レニン-アンジオテンシン)系抑制薬を使用している，③血糖コントロールが良好であること，④収縮期血圧が低いこと，の4因子が抽出され，糖尿病患者の集約的治療が腎症の寛解に寄与することが示された．

2001年にHovindらは，ネフローゼに至った1型糖尿病患者であっても22%で寛解を認めたことを報告している[4]．その要因としては女性，平均血圧低値，腎機能低下速度が遅いこと，コレステロール値が低値であることなどがあげられている．

2005年にRossingらは，ネフローゼの2型糖尿病でも同様に6.5年間で25%に寛解を認めたことを報告している[5]．とくにACE阻害薬やARBを用いた積極的降圧療法が寛解に寄与していることが示されている．

**最近ではSGLT2阻害薬★2による腎症進展の抑制や腎機能低下の抑制が報告されてきている**．SGLT2阻害薬は血糖値改善のみならず，体重減少や血圧改善と

★2：SGLT2阻害薬
腎臓の近位尿細管におけるSGLT(sodium glucose toransporter：ナトリウム・グルコース共役輸送体)2からのブドウ糖再吸収を抑制し，尿糖排泄を促進することで血糖値を低下させる薬剤．2014年からわが国で使用できるようになった．

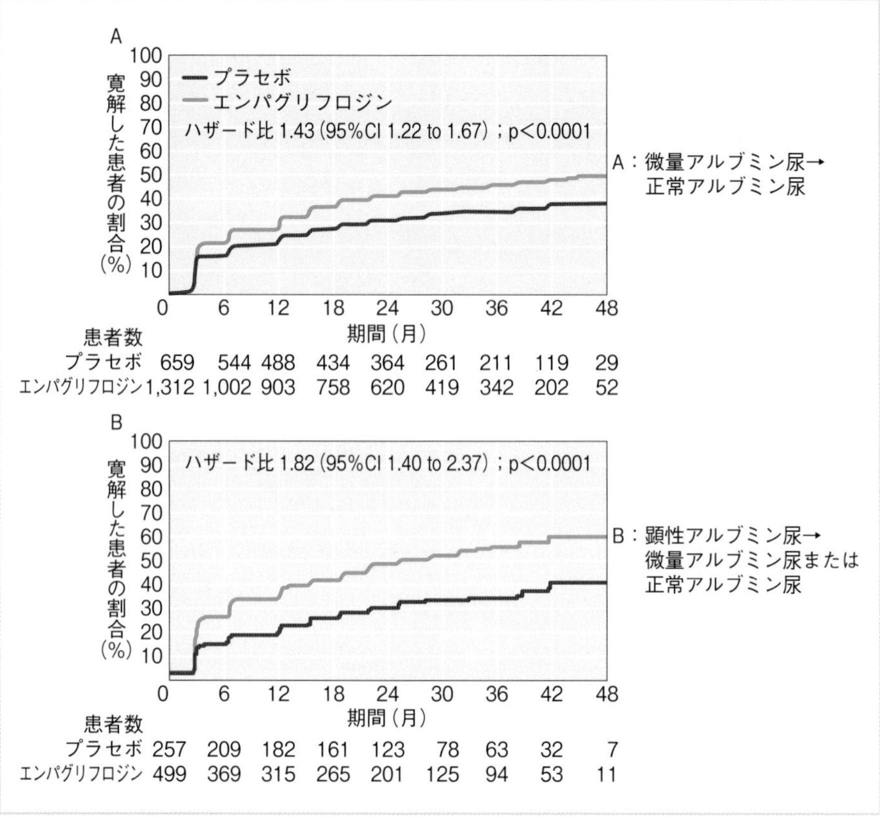


**図 21-2 SGLT2 阻害薬によるアルブミン尿の改善**

（Cherney DZI, Zinman B, Inzucchi SE, et al：Effects of empagliflozin on the urinary albumin-to- creatinine ratio in patients with type 2 diabetes and established cardiovascular disease：an exploratory analysis from the EMPA-REG OUTCOME randomised, placebo-controlled trial. Lancet Diabetes Endocrinol 5：610-621, 2017 より）

いった多面的効果が認められている．CANVAS（Canagliflozin Cardiovascular Assessment Study）プログラムでは，平均188.2週の期間で，アルブミン尿の悪化はカナグリフロジン群でハザード比0.73に減少していた．さらにこの試験ではアルブミン尿の退縮が評価項目の一つとされており，微量アルブミン尿以上の患者が約30%エントリーされている中で，カナグリフロジン群ではプラセボ群と比較してハザード比1.70と高率に退縮していたことが報告された[6)]．

EMPA-REG OUTCOME試験のpost hoc解析にて，エンパグリフロジン群で投与12週からアルブミン尿の減少効果が認められ，その効果はその後も継続し，164週ではプラセボに比較してエンパグリフロジン群で微量アルブミン尿では－30%，顕性アルブミン尿では－32%のアルブミン尿減少が認められた．さらに**図21-2**に示すとおり，48週時点で，微量アルブミン尿からの寛解はハザード比1.43で，顕性アルブミン尿からの寛解はハザード比1.82でエンパグリフロジン群において有意に多いことが示された[7)]．

## 実践へどう活かすか？

**糖尿病性腎症を合併しても，早くから多因子の治療と改善ができれば，治る可能性を説明し，腎症病期の進行と透析導入にならないようにすることの意味を説明していくべきである**.

糖尿病患者の定期受診と定期的な腎症の評価，そしてその検査結果を患者にわかりやすく説明することが必要とされる．現実にはすでに腎症を合併していても，自分の腎症の状態を把握していない患者が多いといわれている．医師のみではなく，看護師や栄養士からも，腎症についての現状を繰り返しわかりやすく説明し，悪化の予防だけではなく，改善させていくことを目標に取り組むべきである．**患者への説明のためのツールの一つとして，日本糖尿病協会[★3]が発行している「糖尿病連携手帳」を活用し，アルブミン尿の値や，腎症病期を明記することが望まれる**.

★3：日本糖尿病協会
糖尿病を克服し国民の健康の増進に寄与することを目的に，「糖尿病の予防と療養についての正しい知識の普及啓発」，「患者・家族と広く予備群の方々への療養支援」，「国民の糖尿病の予防と健康増進のための調査研究」，「国際糖尿病連合の一員として糖尿病の撲滅を目的とした国際交流」などの事業を行う公益社団法人．患者，医師・歯科医師，コメディカルスタッフ，市民・企業などで組織されている．（日本糖尿病協会 HP より）

さらに，糖尿病患者の透析導入患者が増加している背景として，糖尿病患者の約40％近くが，病院を未受診であったり，治療中断例であることがあげられる．腎不全となってはじめて糖尿病と診断されるケースも後を絶たない．末期腎不全患者を減少させるためには，糖尿病腎症そのものの治療だけでなく，国民への糖尿病に対する知識の啓発や定期健康診断の徹底，早期の糖尿病患者に対する教育，そして病診連携などといった医療体制のシステムづくりが重要である．厚生労働省は「糖尿病性腎症重症化予防プログラム」の策定を各自治体に求めている．

糖尿病の食事療法は，糖尿病治療の基本であり，すべての糖尿病患者では適正な食事に近づけていくことが理想とされる．

早期腎症であれば通常の食事療法を指導し，とくに肥満症例では適正体重に近づけるよう減量を試みることが，血糖値のみならず，血圧や脂質も含めた代謝の改善をもたらす．体重測定とその記録を含めた自己管理を指導することが必要である．血圧コントロールは糸球体高血圧を改善させるために非常に効果的であるため，血圧130/80 mmHg未満をめざしたコントロールを行い，その中で，とくに食塩制限は重要である．全身血圧降下による糸球体高血圧の是正は，蛋白尿やアルブミン尿の減少をもたらすため，食塩制限指導時には，高血圧の腎臓への負担についても患者に説明すべきである．顕性腎症以降のたんぱく制限に関しては，前稿Q20を参照されたい．

医師から，適正エネルギー量，たんぱく質量，食塩量などの指示を受け，栄養指導を行うことになるが，管理栄養士も患者の食事パターンや嗜好などを聞き取り，指示内容が患者の生活の中での実行可能度を含め，妥当であるかどうかを多職種で検討すべきである．

［安孫子亜津子，羽田勝計］

## ●参考文献


1) Fioretto P, Steffes MW, Sutherland DE, et al：Reversal of lesions of diabetic nephropathy after pancreas transplantation. N Engl J Med **339**：69-75, 1998.
2) Katayama S, Moriya T, Tanaka S, et al：Low transition rate from normo- and low microalbuminuria to proteinuria in Japanese type 2 diabetic individuals：the Japan Diabetes Complications Study（JDCS）. Diabetologia **54**：1025-1031, 2011.
3) Araki S, Haneda M, Sugimoto T, et al：Factors associated with frequent remission of microalbuminuria in patients with type 2 diabetes. Diabetes **54**：2983-2987, 2005.
4) Hovind P, Rossing P, Tarnow L, et al：Remission of nephrotic-range albuminuria in type 1 diabetic patients. Diabetes Care **24**：1972-1977, 2001.
5) Rossing K, Christensen PK, Hovind P, et al：Remission of nephrotic-range albuminuria reduces risk of end-stage renal disease and improves survival in type 2 diabetic patients. Diabetologia **48**：2241-2247, 2005.
6) Neal B, Perkovic V, Mahaffey KW, et al：Canagliflozin and cardiovascular and renal events in type 2 diabetes. N Engl J Med doi：10.1056/NEJMoa 1611925, 2017.
7) Cherney DZI, Zinman B, Inzucchi SE, et al：Effects of empagliflozin on the urinary albumin-to- creatinine ratio in patients with type 2 diabetes and established cardiovascular disease：an exploratory analysis from the EMPA-REG OUTCOME randomised, placebo-controlled trial. Lancet Diabetes Endocrinol **5**：610-621, 2017.

## Q-22 維持透析の糖尿病患者では，食事療法はどのような点に注意すればよいでしょうか？ また，血糖変動にはどのように対応すればよいでしょうか？



**A-22** 日本腎臓学会のガイドラインでは，エネルギー 30～35kcal/kg 標準体重/日，たんぱく質 0.9～1.2g/kg 標準体重/日，食塩 6g/日未満，水分はできるだけ少なく，カリウム 2,000mg/日以下，リンはたんぱく質（g）×15mg/日以下が推奨されている（**表 22-1**）[1~4]．糖尿病の場合はこれにとらわれず，25～35kcal/kg 標準体重/日の範囲で個別に設定する．

インスリン療法の場合は食事に合わせた用量調整が比較的可能であるが，食後高血糖に対する糖質量の調整も選択肢の一つとなる．肥満の場合は，体重の推移をもとにエネルギーの設定を検討する．血糖変動については，グリコアルブミン（GA）や透析日と非透析日の相違にも注目しておきたい．

たんぱく質は保存期よりも多めとなるが，食塩，カリウム，リンの摂取過剰とならないよう留意する．低栄養にも注意が必要で，エネルギー，たんぱく質，糖質，脂質の摂取量，血糖コントロールを総合的に判断しなければならないので，透析医，糖尿病医，管理栄養士の間で綿密に意見調整することが重要である．

## それはなぜか？

### ●さまざまな条件から総合的に考える

維持透析期では，るい痩のほうが肥満よりも予後不良で[5]，とくにフレイルやサルコペニア，Protein-energy wasting（PEW）などの発症を予防しなければならない．PEWとは，たんぱく質と脂肪やグリコーゲンの蓄積が減少して，低栄養状態をきたす病態である（**表22-2**）[6]．一方，糖尿病では糖質やエネルギーの制限が必要である．

糖尿病患者のエネルギー摂取量としては，年齢，性別，肥満度，身体活動量，血糖値，合併症の有無などを考慮し，通常25～30kcal/kg標準体重/日で指導している[7]．肥満治療では，25≦BMI＜35では25kcal/kg標準体重/日以下，BMI≧35の高度肥満症では20～25kcal/kg標準体重/日以下が推奨されている[8]．日本腎臓学会と日本透析医学会は，30～35kcal/kg標準体重/日を推奨している[1~3]．以上より，**維持透析中の糖尿病患者においては，非肥満患者では30～35kcal/kg標準体重/日を，肥満患者では25～30kcal/kg標準体重/日を目安とし，エネルギーとたんぱく質，窒素バランスの不均衡をきたさぬよう注意しながら，25～35kcal/kg標準体重/日の範囲とするのが妥当**と考えられる[4]．

表 22-1　CKD ステージによる食事療法基準

<table>
<tr><th>ステージ<br>(GFR)</th><th>エネルギー<br>(kcal/kgBW/日)</th><th>たんぱく質<br>(g/kgBW/日)</th><th>食塩<br>(g/日)</th><th>カリウム<br>(mg/日)</th></tr>
<tr><td>ステージ 1<br>(GFR≧90)</td><td rowspan="6">25～35</td><td>過剰な摂取をしない</td><td rowspan="6">3≦　<6</td><td>制限なし</td></tr>
<tr><td>ステージ 2<br>(GFR60～89)</td><td>過剰な摂取をしない</td><td>制限なし</td></tr>
<tr><td>ステージ 3a<br>(GFR45～59)</td><td>0.8～1.0</td><td>制限なし</td></tr>
<tr><td>ステージ 3b<br>(GFR30～44)</td><td>0.6～0.8</td><td>≦2,000</td></tr>
<tr><td>ステージ 4<br>(GFR15～29)</td><td>0.6～0.8</td><td>≦1,500</td></tr>
<tr><td>ステージ 5<br>(GFR<15)</td><td>0.6～0.8</td><td>≦1,500</td></tr>
<tr><td>5D<br>(透析療法中)</td><td colspan="4">別表</td></tr>
</table>

| ステージ 5D | エネルギー (kcal/kgBW/日) | たんぱく質 (g/kgBW/日) | 食塩 (g/日) | 水分 | カリウム (mg/日) | リン (mg/日) |
|---|---|---|---|---|---|---|
| 血液透析 (週 3 回) | 30～35[注 1, 2] | 0.9～1.2[注 1] | <6[注 3] | できるだけ少なく | ≦2,000 | ≦たんぱく質 (g) ×15 |
| 腹膜透析 | 30～35[注 1, 2, 4] | 0.9～1.2[注 1] | PD 除水量 (L) ×7.5 ＋尿量 (L) ×5 | PD 除水量＋尿量 | 制限なし[注 5] | ≦たんぱく質 (g) ×15 |

注 1) 体重は基本的に標準体重 (BMI＝22) を用いる.
注 2) 性別, 年齢, 合併症, 身体活動度により異なる.
注 3) 尿量, 身体活動度, 体格, 栄養状態, 透析間体重増加を考慮して適宜調整する.
注 4) 腹膜吸収ブドウ糖からのエネルギー分を差し引く.
注 5) 高カリウム血症を認める場合には血液透析同様に制限する.

(日本腎臓学会編 : 慢性腎臓病に対する食事療法基準 2014 年版. 日腎会誌 56 : 564, 2014 より)

表 22-2　PEW (Protein-energy wasting) の診断基準

| 定義 | |
|---|---|
| 血液生化学 | 血清アルブミン<3.8g/dL<br>血清プレアルブミン (トランスサイレチン) <30mg/dL (維持透析患者のみ)<br>血清コレステロール<100mg/dL |
| 体格 | BMI<23kg/$m^2$<br>体重減少 (減量をせず) 3 カ月で 5%, 6 カ月で 10%<br>体総脂肪率<10% |
| 筋肉量 | 筋肉量の減少　3 カ月で 5%, 6 カ月で 10%<br>上腕筋周囲長の減少 (50 パーセンタイルより 10%の低下)<br>クレアチニン産生量 |
| 食事量 | 食事療法をしない状況でたんぱく質摂取量が<0.8g/kg/日が 2 カ月以上 (維持透析患者). <0.6g/kg/日 (ステージ 2～5 の CKD)<br>食事療法をしない状況でエネルギー摂取量が<25kcal/kg/日が少なくとも 2 カ月以上 |

(Fouque D, Kalantar-Zadeh K, Kopple J, et al : A proposed nomenclature and diagnostic criteria for protein-energy wasting in acute and chronic kidney disease. Kidney Int 73 : 391-398, 2008 より)

### ●維持透析期における長期的血糖コントロールの指標

透析患者では赤血球寿命が通常の120日から半減していることが多く, HbA1c は偽低値を示す. GA は, HbA1c に影響する赤血球寿命の短縮, 透析療法による失血や出血, 腎性貧血治療のための赤血球造血刺激因子製剤 (erythropoiesis

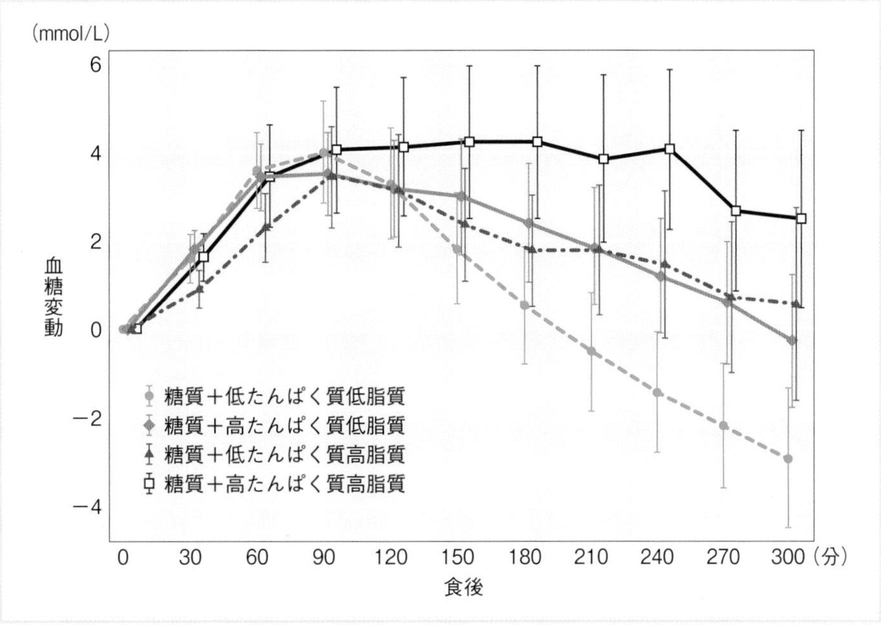


**図 22-1　糖質にたんぱく質，脂質を加えたときの食後血糖変動**
(Smart CE, Evans M, O'Connell SM, et al : Both dietary protein and fat increase postprandial glucose excursions in children with type 1 diabetes, and the effect is additive. Diabetes Care **36** : 3897-3902, 2013より)

stimulating agent : ESA) などの影響を受けにくい．そのため日本透析医学会では，GAを血糖コントロールの指標として提案している[4)]．**心血管イベントの既往歴がない症例ではGA 20.0％未満，ある症例では24.0％未満，透析前随時血糖値180～200 mg/dL未満を目標とする**．HbA1c 6.7％，8.0％にそれぞれ相当し，日本糖尿病学会の推奨する数値にほぼ一致する[7)]．GAはネフローゼ症候群，腹膜透析患者，甲状腺機能亢進症では低めとなり，甲状腺機能低下症，肝硬変では高めとなる．

### ●血糖値の変動にはどう対応するか？

食後血糖値の上昇は糖質摂取量に依存し，その後の血糖低下は同時に摂取するたんぱく質量と脂質量に依存する．Smartらは小児1型糖尿病患者が一定量の糖質を摂取し一定量のインスリン注射を行い，高たんぱく質，高脂質，高たんぱく質高脂質を同時に摂取した場合の血糖変動を報告している(**図22-1**)[9)]．このような観点から各栄養素の摂取量を検討することも，一考に値する．

### ●透析日と非透析日の相違

国内で販売されている透析液中のブドウ糖濃度は，0，100，125，150 mg/dLの4種類である[4)]．透析によって，血中ブドウ糖濃度は透析液の濃度に近づいていく[10)]．血中インスリンは透析中に除去され，透析直後がもっとも低濃度になっている．そのため**透析後の食後血糖は，1週間の中でもっとも上昇しやすい．午前中に透析を行っている場合，昼食と夕食の後がもっとも高くなる**(**図22-2**)[11)]．

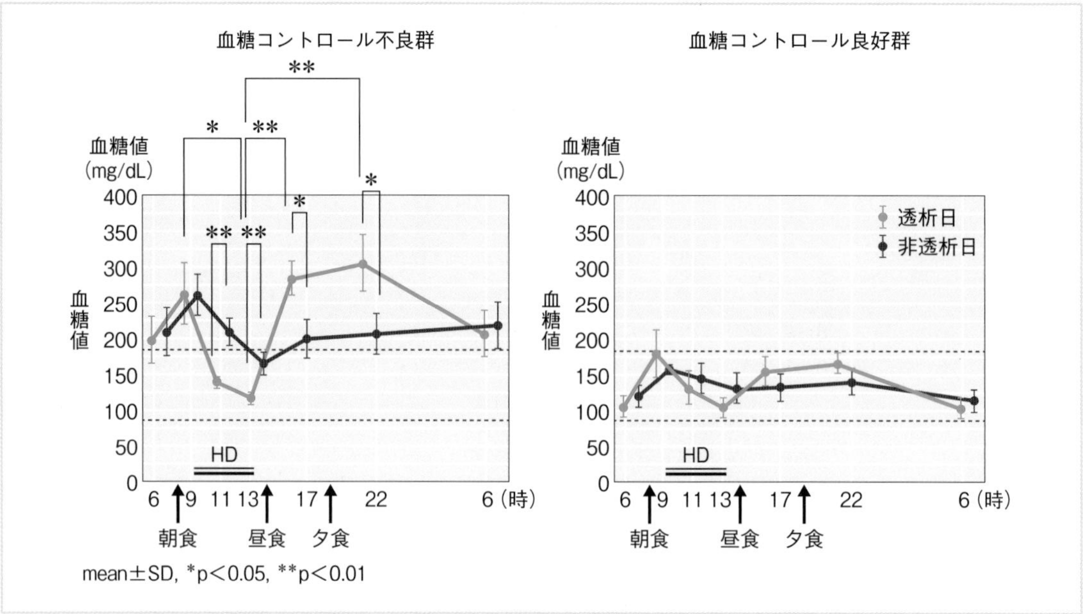


図 22-2　糖尿病透析患者における透析日と非透析日の血糖値の日内変動
(Abe M, Kaizu K, Matsumoto K : Evaluation of the hemodialysis-induced changes in plasma glucose and insulin concentrations in diabetic patients : Comparison between the hemodialysis and non-hemodialysis days. Ther Apher Dial 11 : 288-295, 2007 より)

## エビデンスは？

### ●エネルギー摂取量

維持透析患者の安静時エネルギー代謝量については，健常人と同等とする研究報告と，異なるとする研究報告が存在し，一定の見解が得られていない[3,4]．Web上で公開されている厚生労働省の「日本人の食事摂取基準（2020年版）」では，基礎代謝量と身体活動レベルの積から算出した推定必要エネルギー量を公表しており，算出の方法についても詳細が述べられている（**表22-3**）[12]．

### ●たんぱく質摂取量

たんぱく質摂取量についても同様に，一定の知見は得られていない．従来から糖尿病腎症第4期に対して，0.6〜0.8 g/kg/日のたんぱく質制限が推奨されてきた[7]．低たんぱくの治療用特殊食品を使用して0.5 g/kg標準体重/日以下の厳格なたんぱく質制限を行い，維持透析期における腎機能が安定化したとする報告もある[13]．一方，サルコペニア，PEW，フレイルを予防するためにはある程度以上のたんぱく質を確保する必要があるとする見解もある[3]．

### ●血糖コントロール

わが国の糖尿病新規透析導入患者245人を11年間追跡した報告によると，血糖値180 mg/dL以上で生命予後が有意に不良となるが，HbA1c値にはそのような閾値が認められなかった[14]．米国糖尿病透析患者54,757人の6年間追跡研究では，

表 22-3　推定エネルギー必要量（kcal/日）

| 性　別 | 男　性 | | | 女　性 | | |
|---|---|---|---|---|---|---|
| 身体活動レベル[1] | Ⅰ | Ⅱ | Ⅲ | Ⅰ | Ⅱ | Ⅲ |
| 0～5（月） | — | 550 | — | — | 500 | — |
| 6～8（月） | — | 650 | — | — | 600 | — |
| 9～11（月） | — | 700 | — | — | 650 | — |
| 1～2（歳） | — | 950 | — | — | 900 | — |
| 3～5（歳） | — | 1,300 | — | — | 1,250 | — |
| 6～7（歳） | 1,350 | 1,550 | 1,750 | 1,250 | 1,450 | 1,650 |
| 8～9（歳） | 1,600 | 1,850 | 2,100 | 1,500 | 1,700 | 1,900 |
| 10～11（歳） | 1,950 | 2,250 | 2,500 | 1,850 | 2,100 | 2,350 |
| 12～14（歳） | 2,300 | 2,600 | 2,900 | 2,150 | 2,400 | 2,700 |
| 15～17（歳） | 2,500 | 2,800 | 3,150 | 2,050 | 2,300 | 2,550 |
| 18～29（歳） | 2,300 | 2,650 | 3,050 | 1,700 | 2,000 | 2,300 |
| 30～49（歳） | 2,300 | 2,700 | 3,050 | 1,750 | 2,050 | 2,350 |
| 50～64（歳） | 2,200 | 2,600 | 2,950 | 1,650 | 1,950 | 2,250 |
| 65～74（歳） | 2,050 | 2,400 | 2,750 | 1,550 | 1,850 | 2,100 |
| 75以上（歳）[2] | 1,800 | 2,100 | — | 1,400 | 1,650 | — |
| 妊婦（付加量）[3] 初期 | | | | +50 | +50 | +50 |
| 中期 | | | | +250 | +250 | +250 |
| 後期 | | | | +450 | +450 | +450 |
| 授乳婦（付加量） | | | | +350 | +350 | +350 |

[1] 身体活動レベルは，低い，ふつう，高いの３つのレベルとして，それぞれⅠ，Ⅱ，Ⅲで示した．
[2] レベルⅡは自立している者，レベルⅠは自宅にいてほとんど外出しない者に相当する．レベルⅠは高齢者施設で自立に近い状態で過ごしている者にも適用できる値である．
[3] 妊婦個々の体格や妊娠中の体重増加量及び胎児の発育状況の評価を行うことが必要である．
注１：活用に当たっては，食事摂取状況のアセスメント，体重及びBMIの把握を行い，エネルギーの過不足は，体重の変化又はBMIを用いて評価すること．
注２：身体活動レベルⅠの場合，少ないエネルギー消費量に見合った少ないエネルギー摂取量を維持することになるため，健康の保持・増進の観点からは，身体活動量を増加させる必要がある．

（厚生労働省：日本人の食事摂取基準（2020年版）より）

平均随時血糖200 mg/dL以上群で生命予後が有意に不良となり，HbA1c 8.0%以上群と6.9%以下群において生命予後が不良であった[15]．GAについては，糖尿病透析患者においてGA 23%以上で心血管リスクが有意に大きく，透析導入時のGA 29%以上で生命予後が有意に不良であったとする報告がある[16]．

## 実践へどう活かすか？

### ●エネルギー，たんぱく質摂取量

透析導入初期は，浮腫や溢水が改善されて体重が減少する時期である．まずは導入前の食事療法を踏襲して，ドライウエイト（DW）を維持できるエネルギー量を把握する．その後は，血糖コントロールや体重の推移を観察しながら調整するのがよい．たんぱく質制限を日常生活で厳格に守ることは，きわめてむずかしい．透析開始と同時に増量を指示しなくとも，もともと多めであることが多いので，透析導入前までの設定をふまえて，透析医と相談しながら決めていく．

### ●食塩，カリウム，リン

原則として，非糖尿病の透析患者と同様に考えてよい．ただし食塩6g/日未満については，透析によりナトリウムが除去され，むしろ低栄養の原因になる可能性もある．低ナトリウム血症は，高ナトリウム血症と同様に総死亡リスクが増加する．3g/日未満の過度な食塩制限ではなく0.15g/kgという基準も提案されており，今後検討の余地がある．カリウム，リンはたんぱく質摂取量と連動するため，薬剤の影響とともに患者の嗜好や生活パターンなども考慮しつつ，画一的にならず総合的な見地から対応する．

### ●血糖コントロール

使用薬剤と関連させた食事療法の提案が必要である．糖質量を少なめにする場合は，脂質摂取量を増量しなければならない．栄養バランスは重要であるが，習慣や嗜好，文化などの背景を考慮し，全体としての食のバランスを失わないようにしたい．糖尿病患者の場合，腎臓病食への転換ができず糖質摂取量を過度に控えて低血糖を生じることもある．透析条件や血圧，透析前後の検査値については腎臓内科医や透析医と，血糖，脂質，合併症などについては糖尿病医と緊密な連携を取りながら，患者と定期的に食事の状況を確認する機会をもち続けることが重要である．

［山下滋雄］

#### ●参考文献


1）日本腎臓学会編：慢性腎臓病に対する食事療法基準2014年版．日腎会誌 **56**：553-599，2014．
2）日本腎臓学会編：エビデンスに基づくCKDガイドライン2013．東京医学社，2013．
3）日本透析医学会学術委員会ガイドライン作成小委員会栄養問題検討ワーキンググループ，中尾俊之，菅野義彦・他：慢性透析患者の食事療法基準．透析会誌 **47**：287-291，2014．
4）日本透析医学会：血液透析患者の糖尿病治療ガイド2012．透析会誌 **46**：311-357，2013．
5）Kalantar-Zadeh K, Block G, Humphreys MH, et al：Reverse epidemiology of cardiovascular risk factors in maintenance dialysis patients. Kidney Int **63**：793-808, 2003.
6）Fouque D, Kalantar-Zadeh K, Kopple J, et al：A proposed nomenclature and diagnostic criteria for protein-energy wasting in acute and chronic kidney disease. Kidney Int **73**：391-398, 2008.
7）日本糖尿病学会編・著：糖尿病治療ガイド2016-2017．文光堂，2016．
8）日本肥満学会編：肥満症診療ガイドライン2016．ライフサイエンス出版，2016．
9）Smart CE, Evans M, O'Connell SM, et al：Both dietary protein and fat increase postprandial glucose excursions in children with type 1 diabetes, and the effect is additive. Diabetes Care **36**：3897-3902, 2013.
10）海津嘉蔵，瓜生康平，松本紘一・他：糖代謝異常と栄養障害．透析会誌 **38**：1256-1257，2005．
11）Abe M, Kaizu K, Matsumoto K：Evaluation of the hemodialysis-induced changes in plasma glucose and insulin concentrations in diabetic patients：Comparison between the hemodialysis and non-hemodialysis days. Ther Apher Dial **11**：288-295, 2007.
12）厚生労働省：「日本人の食事摂取基準（2020年版）」策定検討会報告書．2019．
13）Ideura T, Shimazui M, Morita H, et al：Protein intake of more than 0.5 g/kg BW/day is not effective in suppressing the progression of chronic renal failure. Contrib Nephrol **155**：40-49, 2007.
14）Shima K, Komatsu M, Kawahara K, et al：Stringent glycaemic control prolongs survival in diabetic patients with end-stage renal disease on haemodialysis. Nephrology (Carlton) **15**：632-638, 2010.
15）Ricks J, Molnar MZ, Kovesdy CP, et al：Glycemic control and cardiovascular mortality in hemodialysis patients with diabetes：a6-year cohort study. Diabetes **61**：708-715, 2012.
16）Okada T, Nakao T, Matsumoto H, et al：Association between markers of glycemic control, cardiovascular complications and survival in type 2 diabetic patients with end-stage renal disease. Intern Med **46**：807-814, 2007.

# Q-23 肥満・メタボをともなう糖尿病では，何を食事療法の指標とし，どのような指導・管理をすればよいでしょうか？

A-23 糖尿病患者の平均BMI（body mass index）は年々増加しており，肥満をともなう糖尿病患者は心血管障害などの合併症のリスクが高いため生活習慣の改善を中心とした是正が必要である．2型糖尿病患者の食事療法は，栄養素バランスを考慮した総エネルギー摂取量を個々の症例に応じて適切に設定し，全身の代謝異常を是正することを目標としている．

日本糖尿病学会「糖尿病診療ガイドライン2019」[1)]では，年齢を考慮した目標体重の目安に，身体活動レベルと病態によるエネルギー係数を乗じて，総エネルギー摂取量の目安を算定するよう提示している（p.37，**表9-1**参照）．肥満・メタボリックシンドローム（メタボ）をともなう場合は，日本肥満学会「肥満症診療ガイドライン2016」[2)]では，肥満症患者はエネルギー係数25 kcal/kg，高度肥満症患者はエネルギー係数20～25 kcal/kgが目安となるとしている．しかし，肥満を有する糖尿病患者において，一律に摂取エネルギーを設定することは実際的とはいえない．急激な食事制限にともなうリバウンドなどの弊害があるため，上記の式は参考程度にとどめ，実際には**個々の体重や併存疾患，心理的・社会的背景などを考慮しながら食事療法に加え運動療法，行動療法，心理療法などを組み合わせ，まず現体重の5%の体重減量**をめざすよう推奨されている．その後，患者の実効性と代謝状態の改善を評価しながら患者個々の適正体重を個別に設定し，チーム医療により包括的に指導を行うことが必要である．

## それはなぜか？

### ●患者ごとの目標値設定の必要性

肥満とは，エネルギーの摂取量が消費量を上回り過剰となった結果，脂肪組織が過剰に蓄積された状態である．また，内臓脂肪面積が100 cm²を超えて蓄積した状態（ウエスト周囲長85 cm（男性），90 cm（女性）以上）に加えて，①血圧高値（収縮期130 mmHg以上かつ/または拡張期85 mmHg以上），②耐糖能異常（空腹時血糖110 mg/dL以上），③脂質異常（中性脂肪150 mg/dL以上，かつ/またはHDLコレステロール40 mg/dL未満）のうち，2つ以上を有するものがメタボリックシンドローム（メタボ）である．肥満・メタボをともなった症例は内臓脂肪型肥満によりインスリン抵抗性が増大し2型糖尿病発症のリスクとなる．さらに，2型糖尿病の症例においては，内臓脂肪が多いほど脂質，血圧，高尿酸血症などの他の代謝異常を合併しやすいうえ，冠動脈疾患，脳血管障害，脂肪肝，睡眠時無呼吸症候群など

表 23-1　2 型糖尿病の症例比較

| | 患者 A（標準） | 患者 B（肥満） |
|---|---|---|
| 年齢（歳） | 25 | 25 |
| 身長（cm） | 150 | 160 |
| 体重（kg） | 50 | 75 |
| BMI（kg/$m^2$） | 22.2 | 29.3 |
| 生活環境 | 工事現場勤務で重労働<br>週 3 回 10km のランニング | デスクワーク<br>運動はほとんどしない |
| 身体活動量（kcal/kg 目標体重） | 35 | 30 |
| 総エネルギー摂取量の目安（kcal/日） | 1,730 | 1,690 |
| 実際の総エネルギー摂取量（kcal/日） | 1,800 | 3,000 |

を合併するリスクも増加する．これらの合併症の発症・進展を予防するために肥満を是正することは重要であり，食事療法を中心とした生活習慣の介入が重要である．肥満・メタボをともなう場合は，1日の指示エネルギーは標準体重から算出した体重1kgあたり25kcal程度で設定する．しかし，BMIや患者の実効性によらず肥満患者の総エネルギー量を同じように設定にするのは現実的ではない．

たとえば，**表23-1**の症例で示す2型糖尿病患者のA，Bは，1日の摂取エネルギーの目安はp.37，**表9-1**を参照すると1,700kcal前後あるが，患者Bについては急激なエネルギー制限によるストレスの増大やリバウンドなどのリスクを考慮すべきである．そのため，肥満を有する糖尿病患者では，まず現体重から5%の減量をめざすよう推奨されている．患者Bでは，まず現体重の5%である4.75kgの減量をめざし，患者と相談したうえで1日の摂取エネルギーを設定するなどの調整が必要と考えられる．減量後には，血液検査や体組成・基礎代謝を測定して減量前と比較することで代謝状態の改善を示し，治療継続につなげることが望ましい．

理論上は，脂肪組織1kgはおよそ7,000kcalであるので，摂取するエネルギーよりも消費エネルギーが1日あたり500kcalを上回れば，4週間で2kg減量することが可能である．しかし，実際には患者が十分な知識を有していても，継続的に生活習慣を改善することはむずかしい．そこで，**食事や運動，体重の記録をつけるよう指示し，ライフスタイルと体重変化がどのようにかかわっているかを患者自身が確認することで体重増加の原因に気付くよう促す**．このことが動機付けと治療の継続に重要である．

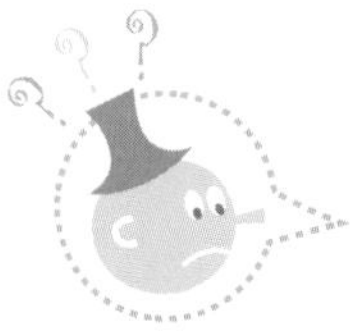

## エビデンスは？

### ●合併症予防のエビデンス

肥満・メタボの患者では内臓脂肪蓄積によるインスリン抵抗性の増大から2型糖尿病の発症リスクが増加する．

1999年に発表されたDPS[3]，2002年に発表されたDPP[4]では，患者のライフスタイルへの介入により体重減を改善させ肥満を是正することが糖尿病発症予防に重要であることを示している．

①**DPS**：フィンランド人で平均BMI 31 kg/$m^2$の肥満と耐糖能異常のある523人のライフスタイルの変容（5％以上の体重減少，飽和脂肪酸摂取減少，食物繊維の摂取，適度の運動）による介入群122人と対照群100人を無作為化し，1年間追跡した試験である．介入群では1年で7回の栄養士とのセッション，減量，飽和脂肪酸摂取減少，食物繊維摂取増加に関する3カ月ごとの指導，運動の個別指導を受けた．結果，介入群で有意な体重減少が認められ（4.7±5.5 kg vs 0.9±4.1 kg），空腹時血糖値の低下（空腹時血糖 106.2 mg/dL vs. 115.2 mg/dL），75 g経口ブドウ糖負荷試験2時間値，インスリン抵抗性，高血圧，脂質異常症の改善がみられた．

★1：DPP
p.9 参照

②**DPP**[★1]：耐糖能障害のある平均BMI 34.0 kg/$m^2$の3,234人をライフスタイル介入群，メトホルミン投与群，プラセボ投与群に割付け追跡した試験である．ライフスタイル介入群では，ライフスタイル改善の強化プログラム（エネルギー制限，低脂肪の食事療法，150分以上/週の運動による7％以上の体重減少）を実施した．メトホルミン投与群とプラセボ投与群では，標準的な食事指導と米国コレステロール教育プログラム［NCEP］Step1に則ったライフスタイル教育を実施した．プラセボ投与群との比較では，糖尿病発症率はライフスタイル群で58％低下した．メトホルミン投与群との比較でも，ライフスタイル群は発症率が39％低下した．ライフスタイル群とメトホルミン投与群において，性別，人種，民族による相違はなく，ライフスタイル介入プログラムは，性別，人種によらず高リスク症例における2型糖尿病発症の抑制に対して有効性が示された．

また，**肥満の是正は脂質代謝や血圧などの代謝異常の改善にも重要**である．2013年に発表されたLook AHEAD[5)]，2016年に発表されたLook AHEADのpost hoc解析[6)]では，患者のライフスタイルへの介入により肥満を改善させることを通して，肥満の是正が代謝障害や心血管疾患合併症への重要な意味をもつことを示している．

③**Look AHEAD（2013）**：米国で肥満を合併した2型糖尿病患者（平均BMI 36 kg/$m^2$）5,145人を対象として，強化ライフスタイル介入群と対照群に分類し，最大13.5年（中央値9.6年）観察したランダム化比較試験である．介入群では7％以上の減量およびその維持を目標とし，目標摂取エネルギーを1,200～1,800 kcal/日に設定（脂肪によるエネルギー摂取を総エネルギーの30％未満，総エネルギーの15％以上をたんぱく質から摂取），目標運動量175分/週以上として，グループセッションおよび個人面談を実施（最初の6カ月は毎週，次の6カ月は月3回，その後は月1回以上）した．対照群では，食事，運動，社会支援に関するグループセッションを年3回実施するのみとし，両群において代謝パラメータや合併症の発症率を比較した．結果，強化ライフスタイル介入群では，体重（1年間で−8.6％ vs. −0.7％，終了時点で−6.0％ vs. −3.5％），腹囲（平均群間差−3.2 cm）が有意に減少した．

また，介入群ではHbA1cも非介入群と比較して介入群では平均0.22%の減少がみられ，その他血圧，脂質といった心血管疾患のリスク因子にも改善した．以上より，2型糖尿病患者でのライフスタイルへの介入が体重，血糖コントロール，心血管疾患リスクの改善に効果的であることが判明した．

**④Look AHEAD post hoc 解析（2016）**：米国で肥満を合併した2型糖尿病患者（平均BMI 36 kg/$m^2$）を対象として，ベースラインから1年後までの体重変化，運動量の変化で分類し，心血管疾患発症のハザード比を求めた試験である．1年以内に体重が10%以上減少した患者は，体重が増加/不変であった患者と比較して心血管死，非致死性急性心筋梗塞，非致死性脳卒中，狭心症による入院の発生率が21%低く，さらに冠動脈バイパス術や頸動脈内膜切除術，経皮的冠動脈形成術（PCI）の施行率や，うっ血性心不全による入院，末梢血管疾患，死亡の発生率が24%低いという結果になった．そのため，肥満を有する2型糖尿病患者では，減量の度合いと心血管疾患の発症リスクは関連する可能性が示唆された．

**●食事摂取量設定の目安**

厚生労働省「日本人の食事摂取基準（2020年版）」では，エネルギー必要量は基礎代謝量と身体活動レベルから算出される推定エネルギー必要量をもとに設定するとされている[7]．

糖尿病患者におけるBMIと総死亡率との関係はV字型を示すことが知られており，日本人を対象とした研究ではBMI 20〜25 kg/$m^2$で総死亡率がもっとも低い[8]．そのため，目標BMIは22 kg/$m^2$として上記の式から総エネルギー摂取量を算出する．しかしとくに肥満を合併する症例において，現在のBMIによらず一律にこれをめざすことは困難である．急激な体重減少後のリバウンドを防ぎ，長期的な食事時療法を継続するためには，個々の症例によって適正体重を設定する必要がある．米国糖尿病学会は5%の減量で血糖コントロールに改善を認めるとして，当面の体重コントロール目標として5%の体重減量を推奨している[9]．

**治療開始後に代謝状態の改善を評価しつつ，患者の生活環境や心理面に配慮しながら，適正体重を個々に設定することが必要**である．

**総エネルギーを適切に設定したうえで，栄養素の割合にも注意**するべきである．「日本人食事摂取基準（2020年版）」では，炭水化物は総エネルギーの50〜65%を目安に摂取するよう推奨されている．脂肪については，総エネルギーの20〜30%となっている．飽和脂肪酸はインスリン感受性を悪化させるため総エネルギー量の7%以下に減らし，代わりに多価不飽和脂肪酸の適切な摂取が望ましいとされている[10]．

肥満・メタボの患者は早食い，衝動食いなどの食行動の異常がみられることも多いが，目的が明確な減量プログラムを提示することで行動変容が達成されやすいとされる．また，食習慣や運動習慣の改善，それにともなう体重の変化が定期的な検査値変化とどのようにかかわっているかを患者に示すことで患者自身が自らの食行動や生活習慣の問題点を把握でき，動機付けと治療の継続に重要であると報告されている[11]．動脈硬化性疾患のリスク評価として，下腿-上腕血圧比（ABI：ankle-brachial pressure index），頸動脈エコー検査や運動負荷心電図を行い，これらの検査結果を患者に示すことも食事療法継続の動機付けとなる．

## 実践へどう活かすか？

肥満・メタボを合併した2型糖尿病患者への指導は，まず現体重の5％の体重減量を当面の目標とする．食行動を評価する手段として，食事日記や食行動質問票などを用い，患者自身が食行動の問題点を認識し，自らその変容につなげる行動療法的アプローチが重要である．しかし，これまで食べることでストレスを解消していた患者にとっては，食事制限によってストレスを溜め込み，挫折やリバウンドをする可能性も考えられる．このような症例においては過食の誘因となっているストレッサーの検証や代替のストレス解消法の提案など，精神的なサポートも必要である．肥満・メタボを合併した糖尿病患者においては，患者個々の病態に加え生活環境，社会的側面を把握し，糖尿病療養指導チームで情報を共有し，**食事療法を中心として運動療法，行動療法，薬物療法などと合わせた包括的な治療介入**を行う必要がある．また，継続的に栄養指導を行い，食事療法が適切になされているかを確認することも重要である．

［松下真弥，植木浩二郎］


### ●参考文献

1）日本糖尿病学会編・著：糖尿病診療ガイドライン2019．南江堂，2019．
2）日本肥満学会編：肥満症診療ガイドライン2016．ライフサイエンス出版，2016．
3）Eriksson J, Lindstrom J, Valle T, et al：Prevention of Type Ⅱ diabetes in subjects with impaired glucose tolerance：the Diabetes Prevention Study（DPS）in Finland. Study design and 1-year interim report on the feasibility of the lifestyle intervention programme. Diabetologia **42**：793-801, 1999.
4）Knowler WC, Barrett-Connor E, Fowler SE, et al：Diabetes Prevention Program Research Group：Reduction in the incidence of type 2 diabetes with lifestyle intervention or metformin. N Engl J Med **346**：393-403, 2002.
5）The Look AHEAD Research Group：Cardiovascular effects of intensive lifestyle intervention in type 2 diabetes. N Engl J Med **369**：145-154, 2013.
6）The Look AHEAD Research Group：Association of the magnitude of weight loss and changes in physical fitness with long-term cardiovascular disease outcomes in overweight or obese people with type 2 diabetes：a post-hoc analysis of the Look AHEAD randomised clinical trial. Lancet Diabetes Endocrinol **4**：913-921, 2016.
7）厚生労働省：「日本人の食事摂取基準（2020年版）」策定検討会報告書．2019．
8）Tanaka S, Iimuro S, Akanuma Y, et al：Body mass index and mortality among Japanese patients with type2 diabetes：pooled analysis of the Japan diabebtes complications study and the Japanese elderly diabetes intervention trial. J Clin Endocrinol Metab **99**：E2692-E2696, 2014.
9）American Diabetes Association：Foundation of Care and Comprehensive Medical Evaluation. Diabetes Care **39**（Suppl 1）：S23-S35, 2016.
10）Schwingshackl L, Strasser B, Hoffmann G：Effects of monounsaturated fatty acids on cardiovascular risk factors：a systematic review and meta-analysis. Ann Nutr Metab **59**：176-186, 2011.
11）West DS, DiLillo V, Bursac Z, et al：Motivational interviewing improves weight loss in women with type 2 diabetes. Diabetes Care **30**：1081-1087, 2007.

## Q-24 脂質異常症をともなう糖尿病では，何を食事療法の評価指標とし，どのような指導・管理をすればよいでしょうか？

### A-24

**●生活習慣の改善と維持**

脂質異常症の管理には食事療法，身体活動の増強，禁煙などの生活習慣の改善が大前提である（**表 24-1**）．これは糖尿病患者においても同様であり，食事療法や運動療法が血糖値や脂質パラメータ，高血圧の改善につながることが認められている．禁煙は動脈硬化性疾患による死亡リスクを低減させる．

**●脂質管理目標値の達成**

**「動脈硬化性疾患予防ガイドライン 2017 年版」では糖尿病患者は他のリスク因子がなくとも高リスク群に分類される**（**図 24-1**）[1)]．LDL コレステロール（LDL-C）値は 120 mg/dL 未満とすることが管理目標値とされ，すでに冠動脈疾患を有する場合には 100 mg/dL 未満にすることをめざす．トリグリセライド（TG）と HDL コレステロール（HDL-C）はそれぞれ 150 mg/dL 未満，40 mg/dL 以上とすることが目標値として設定される．

## それはなぜか？

**●適正体重の維持ならびに生活習慣の改善**

糖尿病，脂質異常症のどちらにおいても目標とする食事療法の根幹は総エネルギー摂取量を適正化して肥満を解消すること，そして目標体重を実現して維持することである．BMI＝体重（kg）/［身長（m）］$^2$で計算しBMI＝22を目標体重の目安とする．BMIが正常であっても，内臓脂肪過剰蓄積を主体とするメタボリックシンドロームは独立した動脈硬化疾患リスク因子として考えられているので，臍高部ウエスト周囲長を男性では85 cm以上，女性では90 cm以上をスクリーニング基準とし，その改善に努める．

禁煙や身体活動の増強は糖尿病患者の心血管疾患リスクを低減させることが周知されており，とくに禁煙は必須である．運動療法は中強度（通常速度のウォーキングに相当）の有酸素運動が望ましいとされ，水泳，ジョギング，自転車などを毎日合計30分以上を目標に実施する．注意する点として，糖尿病罹病期間の長い患者では無症候性の心筋虚血を合併している可能性があるため，心電図検査などの結果を確認してから徐々に開始することがすすめられる．

**●脂質管理の重要性**

1996～2005年に行われたJapan Diabetes Complication Study（JDCS）[★1]は，国内の糖尿病医療専門機関59施設に通院中の2型糖尿病患者を対象とした大規模

★1：JDCS（Japan Diabetes Complication Study）
1996～2005 年にわたって行われた糖尿病医療専門機関に通院中の 2 型糖尿病患者 2,033 例を対象にした前向き介入研究．糖尿病合併症の予防における生活習慣介入の効果検討と，日本人糖尿病患者の合併症の臨床的特徴の解明を目的として行われた．

**表 24-1　動脈硬化性疾患予防のための生活習慣の改善**

- 禁煙し，受動喫煙を回避する
- 過食と身体活動不足に注意し，適正な体重を維持する
- 肉の脂身，動物脂，鶏卵，果糖を含む加工食品の大量摂取を控える
- 魚，緑黄色野菜を含めた野菜，海藻，大豆製品，未精製穀類の摂取量を増やす
- 糖質含有量の少ない果物を適度に摂取する
- アルコールの過剰摂取を控える
- 中等度以上の有酸素運動を，毎日合計 30 分以上を目標に実施する

（日本動脈硬化学会編：動脈硬化性疾患予防ガイドライン2017年版．日本動脈硬化学会，2017，p.58より）

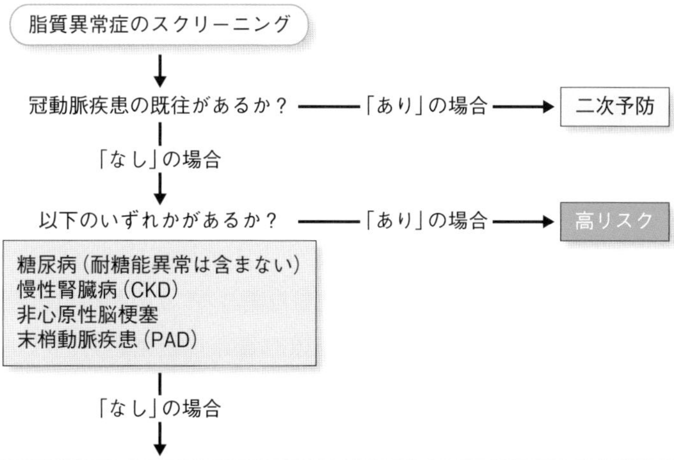


| 吹田スコアの得点 | 予測される 10 年間の冠動脈疾患発症リスク | 分類 |
|---|---|---|
| 40 以下 | 2%未満 | 低リスク |
| 41〜55 | 2〜9%未満 | 中リスク |
| 56 以上 | 9%以上 | 高リスク |

吹田スコアは「吹田スコアによる冠動脈疾患予測モデル」に基づいて計算する．

注）家族性高コレステロール血症および家族性Ⅲ型高脂血症と診断される場合はこのチャートは用いずに第 5 章「家族性コレステロール血症」，第 6 章「原発性脂質異常症」の章をそれぞれ参照すること．

**図 24-1　冠動脈疾患予防からみたLDL コレステロール管理目標設定のための吹田スコアを用いたフローチャート**

（日本動脈硬化学会編：動脈硬化性疾患予防ガイドライン2017年版．日本動脈硬化学会，2017，p.14より）

★ 2：UKPDS（United Kingdom Prospective Diabetes Study）
英国で 2 型糖尿病を対象に大血管合併症について厳格な血糖コントロールによる合併症抑制効果を検討するべく計画された研究で，1977〜1987 年まで行われた．厳格な血糖コントロールが 2 型糖尿病においても細小血管合併症の発症・進行を抑えることが明らかになった．10 年後のフォローアップを解析した UKPDS 80 では当初明らかにならなかった強化療法群での心筋梗塞発症リスク，死亡率の減少が報告された．

な前向き介入研究である．その報告で高LDL-C血症と高TG血症が冠動脈疾患発症の重要な危険因子としてあげられている[2)]．英国のUnited Kingdom Prospective Diabetes Study（UKPDS）[★2]においてもLDL-Cがもっとも寄与する危険因子とされ，HDL-C，HbA1c，収縮期血圧が続いた[3)]．JDCSではLDL-Cが160mg/dL以上の糖尿病患者は100mg/dL以下の患者と比較して虚血性心疾患発症リスクが3.7倍に上昇していた．また，J-LIT（Japan Lipid Intervention Trial）の糖尿病群サブ解析においては糖尿病患者と非糖尿病患者の冠動脈疾患発症数は同じでも，発症時のLDL-Cは糖尿病患者のほうが約30〜40mg/dL低いことが示されている[4)]．これらの結果に応答するようにスタチンを始めとしたLDL-C

低下療法で冠動脈イベントが減少することは多数報告されていることから糖尿病患者における脂質管理は非常に重要である．

## エビデンスは？

**糖尿病患者において脂質異常症は心血管疾患の独立した危険因子として知られている．**

2型糖尿病患者ではLDL-Cが小型化したsmall dense LDL[★3]が特徴的とされ，非糖尿病患者と比較してLDL-C値が同等であっても，小型化することで粒子数が増加し動脈硬化が進行しやすいと考えられている．small dense LDLはLDL受容体に対する親和性が低いために血中で長時間滞在し，サイズが小さいため血管内皮細胞下へ透過しやすく，酸化変性を受けやすい．酸化されたLDL-Cがマクロファージに取り込まれてマクロファージの泡沫化につながると考えられている[5]．

★3：small dense LDL
インスリン作用減弱で増成するTG richリポタンパクの影響で，コレステロールエステル転送タンパク(CETP)によるTGとコレステロールエステル置換が活発となり，TGを多く含んだLDLが肝性TGリパーゼ(HTGL)によりTGを分解されたことにより小型化したLDL．動脈硬化の主因とされる酸化LDLへ変性されやすい．

最近の米国のAHA/ACCガイドラインでは，管理目標値を設定できるエビデンスに乏しいとの見解からLDL-C値の管理目標値を設定せず，スタチンが有益な4つの患者群に対して高強度か中強度のスタチン治療を行う方針を提唱している．この対象となる患者群の一つが40～75歳の糖尿病患者であり，全例スタチンが推奨され，治療中のLDL-C値のモニタリングも重要視されていない[6]．一方で2016年に発表された欧州のESC/EASのガイドラインでは対象群をリスク層別化して，きわめて高リスク：LDL-C＜70mg/dL，高リスク：＜100mg/dL，低～中等度のリスク：＜115mg/dLの管理目標値を維持しており，糖尿病患者は高リスク以上にカテゴリーされる[7]．わが国ではAHA/ACCガイドラインに対して2014年当時に日本動脈硬化学会より，①実臨床の場では管理目標値があったほうが治療しやすい，②多くの実地臨床家がガイドラインを遵守し目安を求めている，③患者の治療に対するアドヒアランスも考慮することから，従来通り「動脈硬化性疾患予防ガイドライン」の管理目標値を維持するべきであるとの見解が発表されている．今年度に改訂された「動脈硬化性疾患予防ガイドライン2017年版」でも糖尿病は，慢性腎臓病，非心源性脳梗塞，末梢動脈疾患と同等の高リスク群に分類されており，LDL-C＜120mg/dLを管理目標値として掲げている．

## 実践へどう活かすか？

### ●総エネルギー摂取量の考え方

「日本人の食事摂取基準（2020年版）」[8]では目標とするBMIに範囲をもたせている．これは観察研究から報告された総死亡率がもっとも低かったBMIをもとにして設定されており，たとえば循環器疾患の死亡率とは異なり，呼吸器疾患の死亡率はBMIが高いほど低い傾向があることを含んでいる．「動脈硬化性疾患予防ガイドライン2017年版」では標準BMIの目安を22とし，「糖尿病診療ガイドライン2019」[9]では年齢を考慮したBMIを22～25の幅で示したうえで，個別に適正体重

表 24-2　動脈硬化性疾患予防のための食事指導

- 総エネルギー摂取量（kcal/ 日）は，
  一般に標準体重（kg，（身長 m）$^2$×22）×身体活動量（軽い労作で 25～30，普通の労作で 30～35，重い労作で 35～）とする
- 脂質エネルギー比率を 20～25%，飽和脂肪酸エネルギー比率を 4.5%以上 7%未満，コレステロール摂取量を 200mg/日未満に抑える
- n-3 系多価不飽和脂肪酸の摂取を増やす
- 工業由来のトランス脂肪酸の摂取を控える
- 炭水化物エネルギー比を 50～60%とし，食物繊維の摂取を増やす
- 食塩の摂取は 6g/日未満を目標にする
- アルコールの摂取を 25g/日以下に抑える

（日本動脈硬化学会編：動脈硬化性疾患予防ガイドライン2017年版．日本動脈硬化学会，2017，p.58より）

を設けることを提言している．肥満者の場合は現体重の5%の体重減量を当面の目標とすることや，高齢者ではフレイル予防にも配慮して目標体重に幅をもたせることが臨床の現場では求められる．



### ●食事療法

**表24-2**に推奨される食事のポイントを示す．「動脈硬化性疾患予防ガイドライン2017年版」では総エネルギーに対して炭水化物エネルギー比を50～60%に，脂質エネルギーを20～25%に設定することを推奨している．一方で，「糖尿病診療ガイドライン2019」では，従来の炭水化物は指示エネルギー量の50～60%，たんぱく質は20%に設定し，残りを脂質とする数値目標を目安としつつ，個別に対応することを促している．この二つを総じて，炭水化物はエネルギー比を50～60%，たんぱく質は20%，脂質は20～25%に設定できる．なお，「日本人の食事摂取基準2020年版」では脂質エネルギー比を20～30%としているが，これは前述したように呼吸器疾患患者やフレイル予防のために目標BMIに幅をもたせているためと理解できる．本稿では動脈硬化性疾患を扱っているので脂質はエネルギー比20～25%を推奨する．

**①脂質の選択**：脂質のうち，飽和脂肪酸（SFA）とコレステロールの摂取を制限する必要がある．SFAは総エネルギー比7%以下の摂取が目標とされる．SFAを減じる代わりにn-3系多価不飽和脂肪酸（n-3系PUFA）を積極的に摂取するように指導する．各種脂肪酸の詳細については別稿を参照していただきたい．「日本人の食事摂取基準 2015年版」よりコレステロール摂取の目標量が撤廃されたが，これは健常人への指標であることに注意したい．高LDL-C血症例では1日に200mg未満の摂取に控えることがすすめられる．実践的には肉類，卵黄，乳製品の過剰摂取を避け，魚類の摂取を増やす．「動脈硬化性疾患予防のための脂質異常症治療ガイド2018年版」には食品中のコレステロール含有量とSFA，PUFA含有量を表した図が記載されており，参考にされたい[10]．

**②大豆製品**：豆類の中でも大豆や大豆製品は脂質含有量が少ないことから，SFAを多く含む肉類や乳製品に置き換わるたんぱく質供給源として有用である．JPHC研究では女性で大豆を多く摂取する群では脳梗塞，心筋梗塞発症が低いと報告され

ている[11)]．他にも高TC血症患者で分離大豆たんぱくの摂取によりLDL-C低下を認めたとする報告がある．

**③炭水化物**：炭水化物は大きく糖質と食物繊維の二つに分けられる．食物繊維は体内で消化吸収されず，とくに粘性の高い水溶性食物繊維は腸管での脂肪吸収抑制やグリセミックインデックス（GI）やグリセミックロード（GL）[★4]を低下させる作用がある．玄米や大麦などの未精製穀類，大豆類，野菜類，海藻などの十分な摂取が望まれる．果物やイモ類は糖質も含むため，糖尿病がベースにある場合には過剰摂取に注意する．炭水化物摂取によるエネルギー比をやや低めとすることでTG値の改善が期待できるが，SFAへの置換はLDL-Cの上昇がみられるため避けるべきであり，n-3系PUFAへの置換が望ましい．

★4：GI（グリセミックインデックス），GL（グリセミックロード）Q14（p.60）参照

**④食塩とアルコール**：食塩の過剰摂取は高血圧を促し，動脈硬化につながるため6g/日未満の摂取を目標とする．適量のアルコール摂取は冠動脈疾患予防効果が認められているが，過量のアルコールは肝臓でのTG合成を亢進させ，脂肪肝や高TG血症を生じる．エタノール換算で25g/日以下を遵守することが望ましい．

糖尿病患者の年齢構成は幅広く，生活背景も実にさまざまである．そのため一定の管理目標値を設定することは困難であり，患者ごとに個別に指導内容を策定することが必要となる．まず患者の生活様式を十分に把握することからはじめて，改善しうるところから着手するなど柔軟な対応が望まれる．

［安田大二郎，森　保道］

**●参考文献**


1）日本動脈硬化学会編：動脈硬化性疾患予防ガイドライン2017年版．日本動脈硬化学会，2017.

2）Sone H, Tanaka S, Tanaka S, et al：Serum level of triglycerides is a potent risk factor comparable to LDL cholesterol for coronary heart disease in Japanese patients with type 2 diabetes：subanalysis of the Japan Diabetes Complications Study（JDCS）. J Clin Endocrinol Metab **96**：3448-3456, 2011.

3）Turner RC, Millns H, Neil HA, et al：Risk factors for coronary artery disease in non-insulin dependent diabetes mellitus：United Kingdom Prospective Diabetes Study（UKPDS：23）. BMJ **316**：823-828, 1998.

4）Oikawa S, Kita T, Mabuchi H, et al：Risk of coronary events in Japanese patients with both hypercholesterolemia and type 2 diabetes mellitus on low-dose simvastatin therapy：implication from Japan Lipid Intervention Trial（J-LIT）. Atherosclerosis **191**：440-446, 2007.

5）荒井秀典：脂質異常症．日本内科学会雑誌**102**：890-894，2013.

6）Stone NJ, Robinson JG, Lichtenstein AH, et al：2013 ACC/AHA guideline on the treatment of blood cholesterol to reduce atherosclerotic cardiovascular risk in adults：a report of the American College of Cardiology/American Heart Association Task Force on Practice Guidelines. Circulation **129**：S1-45, 2014.

7）Catapano AL, Graham I, De Backer G, et al：2016 ESC/EAS Guidelines for the Management of Dyslipidaemias：The Task Force for the Management of Dyslipidaemias of the European Society of Cardiology（ESC）and European Atherosclerosis Society（EAS）Developed with the special contribution of the European Assocciation for Cardiovascular Prevention & Rehabilitation（EACPR）. Atherosclerosis **253**：281-344, 2016.

8）厚生労働省：「日本人の食事摂取基準（2020年版）」策定検討会報告書，2019.

9）日本糖尿病学会編・著：糖尿病診療ガイドライン2019．南江堂，2019.

10）日本動脈硬化学会編：動脈硬化性疾患予防のための脂質異常症治療ガイド2018年版，2018.

11）Kokubo Y, Iso H, Ishihara J, et al：Association of dietary intake of soy, beans, and isoflavones with risk of cerebral and myocardial infarctions in Japanese populations：the Japan Public Health Center-based（JPHC）study cohort I. Circulation **116**：2553-2562, 2007.

# Q-25 高血圧をともなう糖尿病では，何を食事療法の評価指標とし，どのような指導・管理をすればよいでしょうか？

**A-25** 高血圧症例の食事療法は減塩が基本である．具体的には，食塩量として1日6g未満をめざす．これは，糖尿病合併症例でも例外ではない．糖尿病があると高血圧になりやすく，高血圧があると糖尿病にもなりやすいとされており，両者は密接な関係がある．糖尿病に高血圧の心血管リスクが加わることで，心血管イベントの発症がさらに増加する．糖尿病合併高血圧症例の，目標降圧レベルは，診察室血圧で130/80mmHg未満であり，これはわが国を含めた国際的な高血圧ガイドラインを含めて共通している．糖尿病合併高血圧症例においては，厳格な血圧コントロールが必要とされる．



## それはなぜか？

日本人の食塩摂取量は世界的にみても多いことが知られている．日本人の1日の食塩摂取量は平均10g以上と多く，**わが国のガイドラインにおいては，高血圧症例においては1日6g未満がすすめられている**．世界保健機関（WHO）は1日5g未満を目標とすることをすすめている．食塩の過剰摂取は高血圧発症や血圧上昇の原因となり，減塩によって血圧が低下することは広く知られている．しかしながら，その程度は個人差があり，それを規定する一つが，“食塩感受性”である．食塩感受性は，食塩負荷量に応じた血圧変化であるが，食塩負荷により過剰に血圧が上昇する場合を食塩感受性高血圧という．これは，正常血圧者より高血圧患者のほうが食塩感受性は亢進しており，肥満は腎機能障害などの合併疾患，または交感神経活性が亢進するような状態になると，食塩感受性は亢進するとされており，後天的に獲得するものである．一方で，食塩感受性を規定する遺伝子もいくつか同定されており，欧米人と比較し日本人は，この遺伝子を有する割合が多いと報告されている．

糖尿病患者の半分は高血圧を合併する．非糖尿病患者に比べ，糖尿病患者では心血管イベントの発症率が3～4倍と高まるが，高血圧が合併するとそれらの発症リスクはさらに2～3倍高まるとされている．したがって，糖尿病合併高血圧症例は，厳格な血圧コントロールが必要とされる．わが国のガイドラインにおいては，以前より糖尿病合併高血圧症例の治療目標血圧レベルは，130/80mmHg未満である[1)]．近年改訂された米国の高血圧治療ガイドラインも同様の基準を設けている．わが国においてはとくに，心血管イベントの中でも脳卒中の割合が多く，脳卒中は，心疾患より血圧の関与が強いことを念頭に治療にあたるべきである．

表 25-1　血圧の管理と心血管イベントとの関係（ACCORD 研究）
2 型糖尿病患者 4,733 人を平均 4.7 年間追跡

| | エンドポイントの割合（/100 人年） | | |
|---|---|---|---|
| | 厳格降圧群 | 標準治療群 | p 値 |
| 主要エンドポイント | 1.87 | 2.09 | 0.20 |
| 副次エンドポイント | | | |
| 冠動脈イベント | 2.31 | 2.41 | 0.50 |
| 脳卒中イベント | 0.32 | 0.53 | 0.01 |

主要エンドポイント：非致死性心筋梗塞，非致死性脳卒中，心血管死
冠動脈イベント：致死性冠動脈疾患，非致死性心筋梗塞，不安定狭心症
（ACCORD Study Group, Cushman WC, Evans GW, Byington RP, et al：Effects of intensive blood-pressure control in type 2 diabetes mellitus. N Engl J Med **362**：1575-1585, 2010 より一部改変）

血圧の管理は，診察室血圧だけでなく，家庭血圧を用いた血圧管理を行うことも望ましい．家庭血圧で測定した血圧値は，診察室で測定された血圧値よりも心血管イベントの予後予測能に優れている．

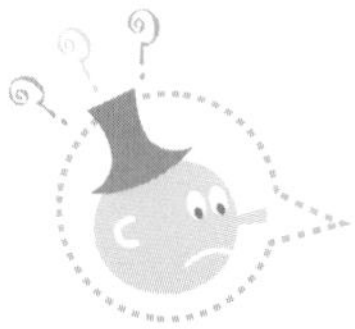

## エビデンスは？

食塩と高血圧との関連は明らかで，多くの研究において食塩摂取量と血圧値の関連が報告されている．減塩の効果は，高血圧患者では，1g/日あたり収縮期血圧（SBP）で1mmHg程度，正常血圧ではその半分程度低下するとされている[2]．せいぜい1mmHgといっても，仮に食塩を12g/日とっている高血圧症例が，**5g/日の減塩に成功し，5mmHgの血圧が低下すれば，脳卒中は約20%の抑制効果がある**とされる．糖尿病の有無にかかわらず，高血圧への減塩指導はきわめて重要である．

ACCORD研究は，2型糖尿病患者を対象に，厳格降圧群（診察室SBP 120mmHg未満）2,362人，標準治療群（診察室SBP 140mmHg未満）2,371人が無作為に割り付けられ，平均4.7年間追跡された[3]．1年後のSBPは，厳格降圧群で139mmHgから119.3mmHgまで低下，標準治療群は139.4mmHgから133.5mmHgまで低下した．主要エンドポイントは，非致死性心筋梗塞，非致死性脳卒中，心血管死の複合ポイントであったが，両群では差は認められなかった（**表25-1**）．むしろ有害事象は厳格降圧群に有意に多かった．しかしながら，副次エンドポイントの大半は冠動脈イベントであり，脳卒中のイベントは少なく，脳卒中に関しては，厳格治療群のほうが標準治療群に比べて有意に発症率が少なかった．わが国では脳卒中の発症が冠動脈疾患より多く，血圧と脳心血管イベントとの関係は，アジア人では欧米人と比べて強いとされており（**図25-1**）[4]，降圧の重要性が示唆されている．したがってわが国のガイドラインにおいては，糖尿病合併高血圧患者は，通常の高血圧患者よりもさらに低い血圧レベルを降圧目標値にしている．

心血管リスクを1つ以上もつ外来通院患者4,310人（糖尿病患者24.3%を含む）を平均4年間追跡したJ-HOP研究では，家庭血圧で測定された血圧値の有用性が示された．診察室血圧を含む標準的な心血管リスクで補正をしても，家庭血圧で測定

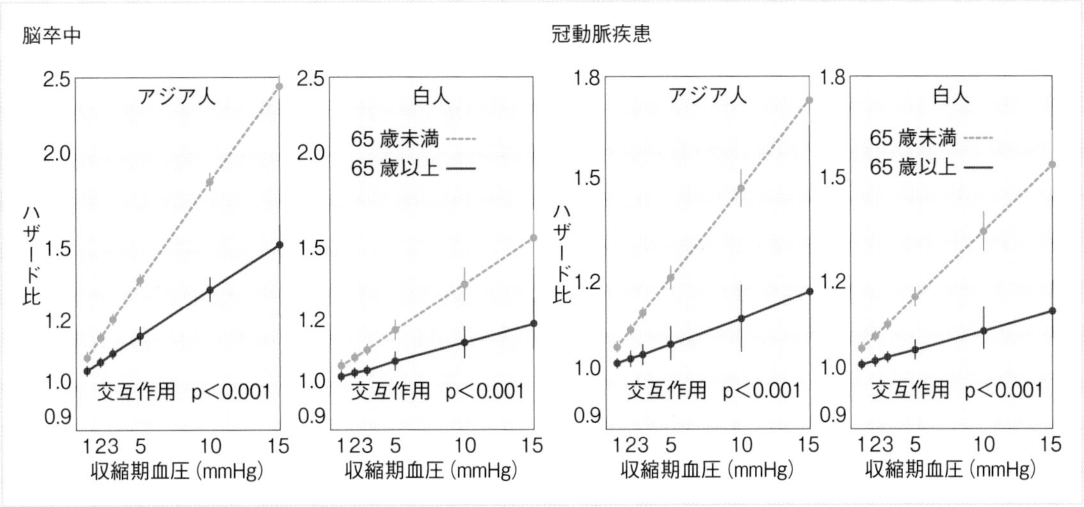


**図 25-1　人種による血圧と脳心血管イベントとの関係**
（Perkovic V, Huxley R, Wu Y, et al：The burden of blood pressure-related disease：a neglected priority for global health. Hypertension **50**：991-997, 2007 より）

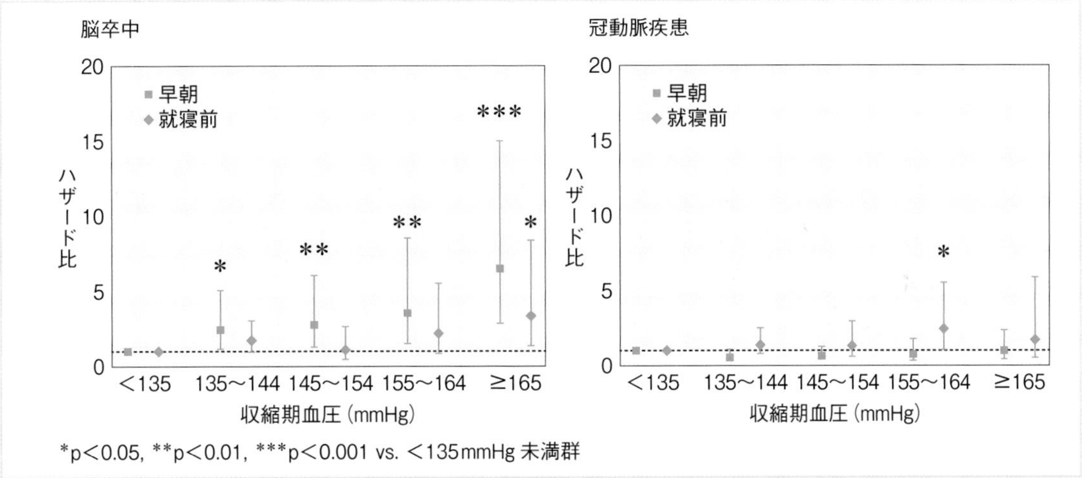


**図 25-2　家庭血圧と脳心血管イベントとの関係（J-HOP 研究）**
**心血管リスクを 1 つ以上もつ外来通院患者 4,278 人を平均 4 年間追跡**
（Hoshide S, Yano Y, Haimoto H, et al：Morning and Evening Home Blood Pressure and Risks of Incident Stroke and Coronary Artery Disease in the Japanese General Practice Population：The Japan Morning Surge-Home Blood Pressure Study. Hypertension **68**：54-61, 2016 より）

した早朝の血圧が上昇するほど脳卒中発症リスクが増加した（**図25-2**）[5].

## 実践へどう活かすか？

糖尿病におけるエネルギー制限の食事療法と同様に，減塩の食事療法も医師だけでなく，看護師，栄養士の力が重要である．糖尿病の食事指導はエネルギー制限＝食事量の制限がおもになるが，食塩の過剰摂取は食事量が多いことによることが多い．糖尿病のエネルギー制限が必然的に減塩につながる場合もある．

糖尿病合併高血圧患者においては，糖尿病合併がない高血圧患者よりも厳格な血圧コントロールが望まれる．血圧の管理は，診察室血圧だけでなく家庭血圧も用いた診察室外血圧の管理も必要とされる．　［星出　聡］

●参考文献


1） Umemura S, Arima H, Ariam S, et al：The Japanese Society of Hypertension Guidelines for the Management of Hypertension（JSH 2019）. Hypertens Res **42**：1235-1481, 2019.

2） He FJ, MacGregor GA：Effect of modest salt reduction on blood pressure：a meta-analysis of randomized trials. Implications for public health. J Hum Hypertens **16**：761-770, 2002.

3） ACCORD Study Group, Cushman WC, Evans GW, Byington RP, et al：Effects of intensive blood-pressure control in type 2 diabetes mellitus. N Engl J Med **362**：1575-1585, 2010.

4） Perkovic V, Huxley R, Wu Y, et al：The burden of blood pressure-related disease：a neglected priority for global health. Hypertension **50**：991-997, 2007.

5） Hoshide S, Yano Y, Haimoto H, et al：Morning and Evening Home Blood Pressure and Risks of Incident Stroke and Coronary Artery Disease in the Japanese General Practice Population：The Japan Morning Surge-Home Blood Pressure Study. Hypertension **68**：54-61, 2016.

# Q-26 肝疾患をともなう糖尿病では，何を食事療法の評価指標とし，どのような指導・管理をすればよいでしょうか？



A-26 **慢性肝疾患は軽度の肝障害から非代償期の肝硬変まで幅が広く，さらに原因となる肝疾患もさまざまであるため個々の病態に応じた糖尿病の管理が必要である**．軽度の肝障害から前肝硬変までの肝病態をともなう糖尿病の管理は，通常の２型糖尿病と大差ない．とくに近年増加傾向である非アルコール性脂肪性肝疾患（nonalcoholic fatty liver disease：NAFLD）は肥満やインスリン抵抗性を背景としており，積極的な食事運動療法が必要である．肝硬変に合併する糖尿病は食道静脈瘤や感染症などの肝硬変合併症の増悪因子であることが報告されている．一方で，肝硬変では肝グリコーゲン量の減少にともなう糖新生の低下から空腹時低血糖をきたしやすい．糖尿病が肝硬変の予後に与える影響の詳細が明らかにされていないことから，明確な血糖管理目標は不明であるが，肝硬変における脾機能亢進やアルブミン合成障害のためHbA1cやグリコアルブミンなどの指標には注意が必要である．肝硬変における換算式や血糖自己測定，持続血糖測定器などでモニタリングを行いながら，低血糖や異常高血糖回避を目的としたコントロールを行う．

## それはなぜか？

肝疾患の各病態と合併する糖代謝異常の特徴を**図26-1**に示す．慢性肝疾患では肝線維化にともないインスリン受容体を有する肝細胞が減少，肝臓でのインスリン取り込みが低下し，高インスリン血症および末梢組織でのインスリン抵抗性を招く．さらに肝病態が肝硬変に進展した状態では肝細胞減少によるグリコーゲンの合成や糖新生の障害，門脈－大循環短絡路形成による糖代謝異常が生じ，いわゆる肝性糖尿病を呈するようになる（**図26-1**，矢印①）．**典型的な肝性糖尿病は激しい血糖変動をともない，空腹時低血糖をきたしやすく，食後異常高血糖になりやすい（図26-2）**．2型糖尿病を合併した肝線維化の進展していない慢性肝炎の血糖異常は通常の2型糖尿病と大差ない．肥満を背景とするインスリン抵抗性が存在することから空腹時血糖は比較的高く保たれるが，肝病態の進展とともに肝性糖尿病病態を呈するため（**図26-1**，矢印②），とくに糖尿病治療薬を使用している場合は低血糖に注意する．近年増加しているNAFLDは肥満やインスリン抵抗性が背景にあるため，肝病態初期の耐糖能障害パターンは2型糖尿病の経過と大差ない．線維化が進展した非アルコール性脂肪性肝炎（nonalcoholic steatohepatitis：NASH）においても空腹時血糖は低血糖を示さず比較的保たれる傾向があり，一方で線維化の

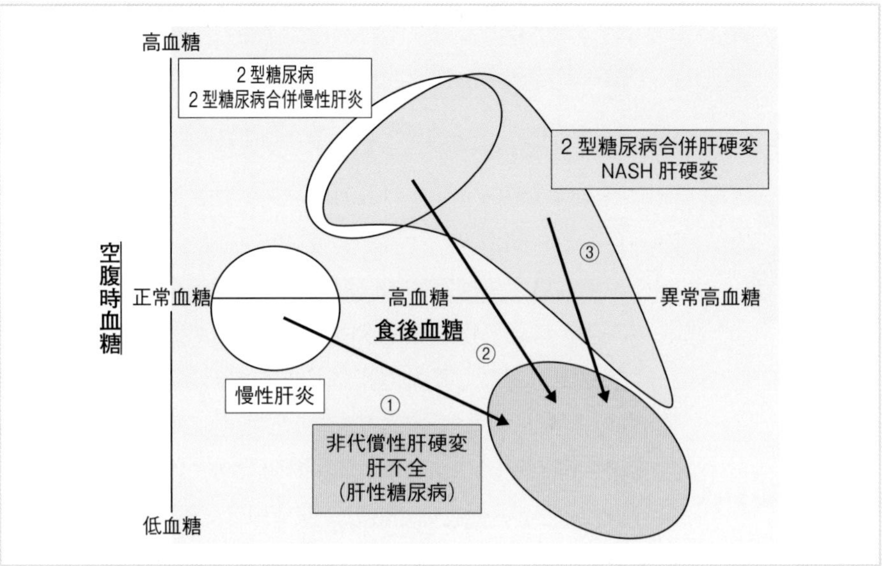


図 26-1　肝病態と糖代謝異常の関連

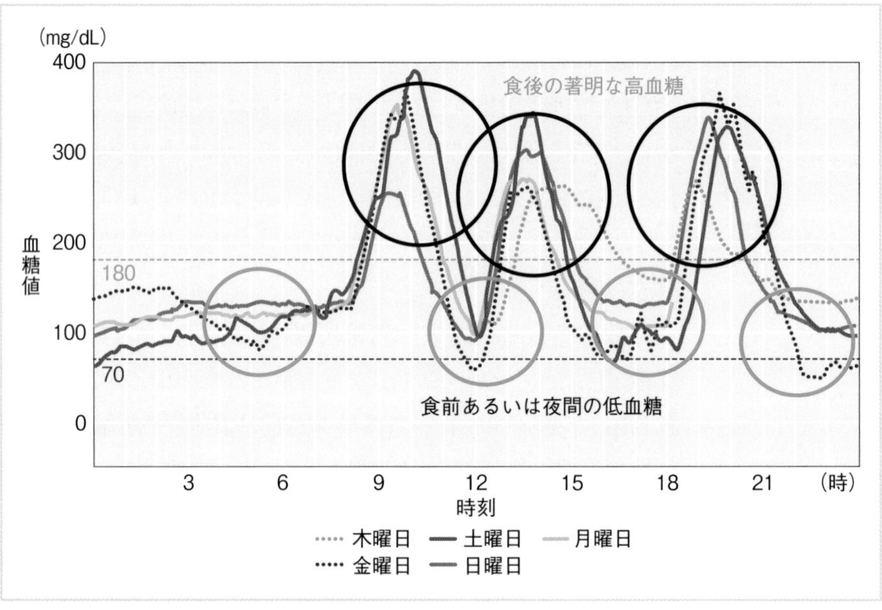


図 26-2　肝性糖尿病における持続血糖モニタリング

進展とともに著明な食後高血糖を呈することが多い．非代償期の肝硬変に進展すると他の肝硬変病態と同様に空腹時低血糖をともなう肝性糖尿病を呈する（**図26-1**，矢印③）．

このように慢性肝疾患における糖代謝異常は肝病態の進展と，もともとのインスリン抵抗性や肥満を背景とした2型糖尿病，そしてその両者が合併する病態が存在し複雑である．**肝硬変症例では糖尿病治療歴の聴取や肝病態進展度の評価によっ**

**て，患者が有する耐糖能異常がどの病態に由来しているかを考慮する必要がある**.

## エビデンスと治療目標は？

### ●慢性肝疾患に対する糖尿病治療の意義

**慢性肝炎に合併する２型糖尿病では通常の２型糖尿病と同様に血管合併症が予後に影響する**．とくにNAFLDは心血管疾患（cardiovascular disease：CVD）発症の独立したリスク因子であることがこれまでの複数の大規模疫学研究によって明らかになっている．NAFLDの死因の第1位はCVDであることを鑑みても肝疾患の合併にかかわらず，またNAFLDを有している症例では2型糖尿病のコントロールが重要である．一方，肝性糖尿病では2型糖尿病と比較し血管合併症の頻度が少ないと報告されてきた．また肝性糖尿病患者では2型糖尿病患者と比較し有意に網膜症（16% vs. 53%，$p<0.01$）や脳梗塞（0% vs. 31%，$p<0.05$）の発症が低いことが示されており[1]，いわゆる動脈硬化関連疾患や心血管イベントの発症予防を念頭に置いたコントロール目標が存在しない．しかしNASHを背景とした肝硬変や肝性糖尿病の割合は増加傾向にあると考えられ，これまでのエビデンスとは異なり肝性糖尿病であっても心血管イベントリスクを念頭に置いた血糖管理が必要な可能性があり，エビデンスの更新が求められる．また過去の報告においても肝硬変における糖尿病合併（肝性糖尿病）は肝硬変合併症を増加させ，予後不良であることが示されている．具体的には胃食道静脈瘤出血に対して糖尿病は独立した危険因子であり（OR＝2.99，$p=0.022$）[2]，特発性細菌性腹膜炎の発症率も糖尿病合併で有意に高率である[3]．しかし肝硬変合併症予防の観点からも血糖コントロール目標は不明であり，今後の研究が期待される．

NAFLDをはじめとする慢性肝疾患において，肝線維化進展は予後規定因子である．肝線維化と糖尿病との関連については，比較的多くのエビデンスが存在する．**HbA1cの増減と肝線維化の増減が有意に相関し，糖尿病コントロールがNAFLDの肝線維化に影響する**[4]．またC型慢性肝炎患者を対象とした研究で肝線維化に寄与する因子の多変量解析の結果，インスリン抵抗性（オッズ比2.69）を示した[5]．糖尿病において癌に関する委員会報告によると，糖尿病はすべての癌のリスク増加に関連するが，とくに肝がんにおいては2倍程度のリスクがある．実際，肝硬変患者における糖尿病合併群は，非糖尿病合併群と比較し有意に生存期間が短いことが示されている．

### ●慢性肝疾患合併糖尿病や肥満の食事療法の有用性

複数のランダム化比較試験において，NAFLDに対する体重減少の有効性を示している．とくにNASHの患者において7%以上の体重減少群では肝臓の組織学的な改善を認めたが，7%未満の体重減少群では組織学的改善を認めなかったことを報告している[6]．肥満をともなう場合は内臓脂肪の減少が重要であり，体重減少時に内臓脂肪がはじめに減ってくるため体重減少による効果は大きい．耐糖能異常の患者に対し，体重減少に向けて通常型の生活介入をした群とBMI 22 $kg/m^2$を目標とし強力な生活介入をした群を4年間追跡し，強力介入群で通常介入群に比べ約1.8 kg体重が減少し，糖尿病の発症率も67%抑えられていた[7]．低脂肪食が体重を減量させること，これに低エネルギー食を併用すると減量効果がさらに増強すること，減量にはエネルギー制限が炭水化物・脂質の比率よりも重要であることがランダム化比較試験で明らかになっている[8]．**肥満をともなうNAFLDに対して食事療法単独で介入する際にはほぼすべての報告で低エネルギーが処方され，その食事内容は炭水化物のエネルギー比率が50～60%，脂質はエネルギー比率20～25%に制限されることが多い**[6]．

**●分割食の有用性**

肝硬変患者では蛋白エネルギー低栄養状態であり，筋肉量が減少している．このことも末梢組織におけるインスリン抵抗性の原因となり，糖代謝異常に拍車をかけ，脂肪・蛋白の異化を促進する．肝硬変患者の早朝空腹時の飢餓状態は健常人の2～3日の絶食状態に匹敵する．そのため飢餓状態を改善する目的で夜食をとることが推奨される．また，**肝硬変においては食後高血糖をきたしやすいことから，夜食療法（Late evening snack：LES）を含めた分割食が有用である**．とくに分枝鎖アミノ酸（Branched-chain amino acids：BCAA）製剤のLESにより食後高血糖が改善することが示された[9]．BCAA製剤に含まれるロイシン・イソロイシンによって筋肉における糖取り込み促進効果・ロイシンの肝臓でのグリコーゲン合成能改善・イソロイシンの糖新生抑制効果が示され，このことも糖代謝改善に寄与する．さらに肝硬変患者では末梢組織での糖利用が遅延するものの最終的には健常人に匹敵するレベルのグルコース利用を行っていることが示されており，このことも分割食を支持する理由である[10]．しかしながら，LESを3カ月継続した群では有意に耐糖能悪化が認められており，LESによる栄養過剰には注意が必要である[11]．

**●肝性糖尿病の血糖管理の実際**

肝硬変では脾機能亢進を反映しHbA1cは見かけ上低値であることや，アルブミンの合成能低下により代償性に半減期が延長しグリコアルブミンは見かけ上高値を示すことから，これらの指標は実際の状態を反映していない可能性が高い．その点について，慢性肝疾患患者における平均血糖（mean plasma glucose：MPG）から算出した推定HbA1c＝MPG/35.6＋1.87が実測のHbA1cおよびグリコアルブミン/3とまさに相関することが報告された[12]．上述の理由により実測HbA1cは見かけ上低く，グリコアルブミンは見かけ上高くなってしまうため，補正HbA1c（CLD-HbA1c）＝（実測HbA1c＋GA/3）/2と定義したところ，CLD-HbA1cと推定HbA1cは強く相関することが示された[13]．

## 実践へどう活かすか？

**●慢性肝疾患に合併した2型糖尿病の治療目標および管理**

糖尿病合併症である血管合併症予防を目的とした血糖コントロールが主体とな

る．**肥満をともなう場合は体重減少が有用であり，とくにNAFLDの場合は7%の体重減少を目標にする**．具体的には非肥満の場合は正エネルギー（25〜30 kal/標準体重kg/日×身体活動度）とし，食事内容としてはたんぱく質を1.0〜1.2 g/標準体重kg/日，脂質を20〜25％とし，肥満の場合は低エネルギー（1,000〜1,400 kcal/日）とし，食事内容として炭水化物を50〜60％，脂質を20％とする．治療目標はHbA1c 7％未満とし，対応する血糖値として，空腹時血糖値130 mg/dL未満，食後2時間血糖値180 mg/dL未満とする．

### ●肝性糖尿病の治療目標および管理

**治療目標として，短期的には肝硬変合併症である肝性脳症・胃食道静脈瘤出血・特発性細菌性腹膜炎を代表とする感染症を予防すること，長期的には発がんを抑制することが主体となる**．適正エネルギー（25〜30 kcal/標準体重kg/日）とし，食事内容は1.0〜1.5 kg/標準体重kg/日，脂質20〜25％とする．高アンモニア血症を認める場合はたんぱく質を0.5〜0.7 g/標準体重kg/日に減じる．分割食としてLESを導入し，LESはBCAAを豊富に含むものが望ましく，過剰栄養を防ぐためLESでの栄養摂取量は1日の総栄養摂取量にかならず含める．

［村山賢一郎，江口有一郎］



### ●参考文献


1） Fujiwara F, Ishii M, Taneichi H, et al：Low incidence of vascular complications in patients with diabetes mellitus associated with liver cirrhosis as compared with type 2 diabetes mellitus. Tohoku J Exp Med **205**：327-334, 2005.
2） Yang CH, Chiu YC, Chen CH, et al：Diabetes mellitus is associated with gastroesophageal variceal bleeding in cirrhotic patients. Kaohsiung. J Med Sci **30**：515-520, 2014.
3） Wlazlo N, van Greevenbroek MM, Curvers J, et al：Diabetes mellitus at the time of diagnosis of cirrhosis is associated with higher incidence of spontaneous bacterial peritonitis, but not with increased mortality. Clin Sci **125**：341-348. 2013.
4） Hamaguchi E, Takamura T, Sakurai M, et al：Histological Course of Nonalcoholic Fatty Liver Disease in Japanese Patients：Tight glycemic control, rather than weight reduction, ameliorates liver fibrosis. Diabetes Care **33**：284-286, 2010.
5） Petta S, Cammà Ci Marco, V, et al：Insulin resistance and diabetes increase fibrosis in the liver of patients with genotype 1 HCV infection. Am J Gastroenterol **103**：1136-1144, 2008.
6） Promrat K, Kleiner DE, Niemeier HM, et al：Randomized controlled trial testing the effects of weight loss on nonalcoholic steatohepatitis. Hepatology **51**：121-129, 2010.
7） Kosaka K, Noda M, Kuzuya T：Prevention of type 2 diabetes by lifestyle intervention：a Japanese trial in IGT males. Diabetes Res Clin Pract **67**：152-162, 2005.
8） Sacks FM, Bray GA, Carey VJ, et al：Comparison of weight-loss diets with different compositions of fat, protein, and carbohydrates. N Engl J Med **360**：859-873, 2009.
9） Okamoto M, Sakaida I, Tsuchiya M, et al：Effect of a late evening snack on the blood glucose level and energy metabolism in patients with liver cirrhosis. Hepatol Res **27**：45-50, 2003.
10） 山下智省，鈴木千衣子，谷川幸治・他：肝硬変患者における糖負荷後のグルコース利用能の評価．肝臓 **40**：636-644，1999.
11） Aoyama K, Tsuchiya M, Mori K, et al：Effect of a late evening snack on outpatients with liver cirrhosis. Hepatol Res **37**：608-614, 2007.
12） Rohlfing CL, Wiedmeyer HM, Little RR, et al：Defining the relationship between plasma glucose and HbA（1c）：analysis of glucose profiles and HbA（1c）in the Diabetes Control and Complications Trial. Diabetes Care **25**：275-278, 2002.
13） Koga M, Kasayama S, Kanehara H, et al：CLD（chronic liver diseases）-HbA1C as a suitable indicator for estimation of mean plasma glucose in patients with chronic liver diseases. Diabetes Res Clin Pract **81**：258-262, 2008.

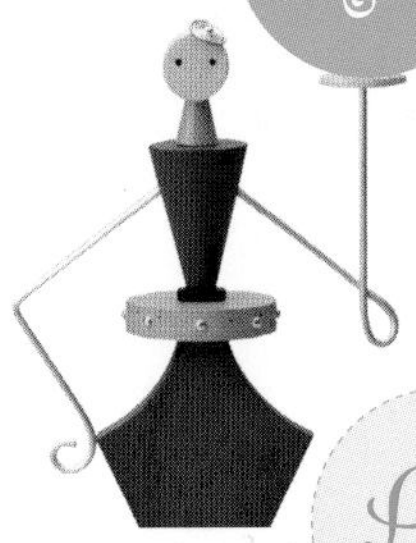

# Q-27 妊娠糖尿病や糖尿病合併妊娠では，何を食事療法の評価指標とし，どのような指導・管理をすればよいでしょうか？

**A-27** 糖代謝異常妊婦★1では，妊娠中の血糖コントロール悪化は母児合併症のリスクとなるため，低血糖のリスクを最小限にとどめ，可能なかぎり健常妊婦の血糖日内変動に近づけることを目標とする．母体の血糖コントロール評価は，中長期的な指標としてHbA1cおよびグリコアルブミン（glycoalbumin：GA）を用いるが，児転帰に関与する食後血糖値の評価を行うべく，血糖自己測定（self-monitoring of blood glucose：SMBG）を用いて食前および食後血糖値の評価を行う．

血糖コントロールの基本である食事療法は，母児がともに健全に妊娠を維持するために必要十分な栄養を供給し，かつ食後高血糖を誘発せず，空腹時のケトン体発生を亢進させない至適エネルギー量で，非妊娠時体格（BMI値）に応じた適正な体重増加をめざすものとする．適正な栄養供給によっても食後血糖値を抑制できない場合は，適宜分割食を導入して血糖管理をはかる．食事療法を行っても血糖コントロールが不十分な場合は，インスリン療法を考慮する．

★1：妊娠中の糖代謝異常
妊娠中に取り扱う糖代謝異常には，①妊娠糖尿病（gestational diabetes mellitus：GDM），②妊娠中の明らかな糖尿病（overt diabetes in pregnancy），③糖尿病合併妊娠の3つがある．2010年に妊娠糖尿病の定義と診断基準が改訂され，新基準によって，妊娠前に糖尿病を見逃されていたと予想される“妊娠中の明らかな糖尿病”を，妊娠中にはじめて発見または発症した糖尿病に至っていない糖代謝異常である“妊娠糖尿病”と区別することになった．

## それはなぜか？

### ●母体の血糖コントロールと母児合併症

母体の血糖値が高い場合，母体や胎児・新生児に種々の合併症が出現する．母体合併症としては，流産，早産，妊娠高血圧症候群，羊水過多症★2などが起こりやすく，児合併症としては，先天奇形，巨大児分娩，肩甲難産，新生児低血糖などのリスクが高くなる．先天奇形は，妊娠初期の器官形成期（とくに妊娠4～9週）の高血糖がおもな原因とされるが，妊娠前から厳格な血糖管理を行うことによって児の転帰が改善することが報告されている[1]．また，妊娠中に厳格な血糖管理を行うことで，妊娠高血圧症候群，巨大児分娩，新生児低血糖などの母児合併症のリスクが減少することが示されている[2]．以上のことから，**妊娠前から分娩に至るまで血糖コントロールを良好に保つ必要がある**．国内外の母体血糖管理目標（**表27-1**）を示す．

★2：羊水過多症
胎児高血糖による多尿が原因と考えられるが，明確な機序はわかっていない．

### ●糖代謝異常妊婦の食事療法

**糖代謝異常妊婦の栄養管理目標は，妊婦に必要かつ十分な栄養を付加し，胎児の健全な発育と母体の良好な血糖コントロールを維持し，適正な体重増加をめざすことである**．普通体格の妊婦（非妊時BMI＜25）では，妊娠による付加量を追加し，肥満妊婦（非妊時BMI≧25）では，基本的にエネルギー付加は行わない．なお，過

表 27-1　母体血糖管理目標

| | 日本糖尿病学会 | 米国糖尿病学会 | 英国国立医療技術評価機構 |
|---|---|---|---|
| 空腹時血糖値 | 95mg/dL 未満*1 | 95mg/dL 未満 | 5.3mmol/L 未満*4<br>(95mg/dL 未満) |
| 食後血糖値 | 食後 1 時間値 140mg/dL 未満<br>または<br>食後 2 時間値 120mg/dL 未満 | 食後 1 時間値 140mg/dL 未満<br>または<br>食後 2 時間値 120mg/dL 未満 | 食後 1 時間値 7.8mmol/L 未満<br>(140mg/dL 未満)<br>または<br>食後 2 時間値 6.4mmol/L 未満<br>(115mg/dL 未満) |
| HbA1c | 6.0～6.5%未満*2 | 6.0%未満*3 | 6.5%未満 |

*1：無自覚低血糖例など重症低血糖のリスクが高い症例では，様々な時間帯で血糖測定を行うことや，目標血糖値を緩めることも考慮する．
*2：母体の鉄代謝の影響を受ける点に留意する．そのため，SMBG による血糖管理目標値を優先する．HbA1c の管理目標値は妊娠週数や低血糖のリスクなどを考慮し，個別に設定する．
*3：低血糖が問題となる場合では，低血糖を予防するため 7.0%未満に緩和してもよい．
*4：インスリン使用者では 4.0mmol/L（72mg/dL）よりも高い血糖値を維持する．

（日本糖尿病学会編・著：糖尿病診療ガイドライン2019．南江堂，2019，p.293より）



剰なエネルギー制限は，ケトン体産生を亢進させ，母体ケトーシスの原因となるため，体重増加量や血糖値，尿ケトン，児の成長などを参考に食事摂取エネルギー量を調節する．高血糖を予防し，血糖の変動を少なくするために1回あたりの食事量を減らし，食事回数を増やす分割食も有用である．

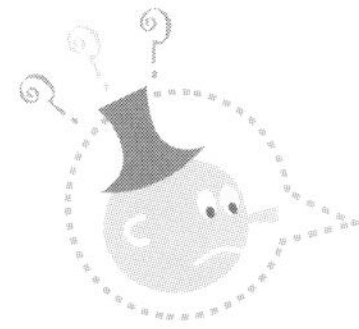

## エビデンスは？

### ●血糖コントロール目標

妊婦の血糖値は，胎児に優先的に栄養を供給する合目的メカニズムにより変動しやすく，妊娠が進むにつれインスリン抵抗性が増大し，血糖コントロールに大きく影響する．妊娠中の血糖コントロール悪化は母児合併症のリスクとなるため，血糖コントロールを良好に保つ必要がある．母体血糖値については，平均血糖値が105mg/dL以上では巨大児，平均血糖値が86mg/dL以下の患者では低出生体重児★3の頻度が増加したとする報告がある[3]．低出生体重児は巨大児と同様に周産期管理がむずかしく，加えて近年は成人後のメタボリックシンドロームとの関連が懸念されていることから，**糖代謝異常妊婦では，低血糖を避けつつ可能なかぎり健常妊婦の血糖日内変動に近づけることが求められる**．

★3：低出生体重児
出生体重が 2,500g 未満の児を低出生体重児という．全出生数中の低出生体重児の割合の推移をみると，1975（昭和 50）年は 5.1%だったのが，2012（平成 24）年は 9.6%と新生児の 10 人に 1 人の割合を占めている．低出生体重児が増加している背景には，母体の飲酒や喫煙，出産年齢の上昇とともに母体の低栄養状態が指摘されている．低出生体重児は，成人後の耐糖能異常や，心血管疾患による死亡率が上昇することなどが数々の疫学研究によって明らかになりつつある．

一般的に血糖コントロール指標としては，血糖値，HbA1cおよびGAが使用され，日本糖尿病・妊娠学会は周産期合併症とHbA1cおよびGAとの関連を検討し，正常妊娠の基準値としてHbA1c4.4～5.7%，GA11.5～15.7%と定めた[4]．また，児転帰に関与する食後血糖値を評価するために，SMBGや必要時には持続血糖モニターを行い血糖変動を評価し，適切な治療方針を構築することも大切である[5]．

### ●食事療法と妊娠中の体重増加量

**食事療法は，妊娠中の血糖コントロールの基本である**．食事療法のポイントとしては，**母児がともに健全に妊娠を維持するのに必要なエネルギーを供給し，適正な**

表 27-2　体格区分別　妊娠期推奨体重増加量

| 非妊娠時体格 | BMI 値 | 妊娠全期間での体重増加量 | 妊娠中期から末期における1週間あたりの体重増加量 |
|---|---|---|---|
| やせ | 18.5 未満 | 9～12kg | 0.3～0.5kg |
| 普通 | 18.5～24.9 | 7～12kg | 0.3～0.5kg |
| 肥満 | 25 以上 | 個別対応（およそ 5kgを目安） | 個別対応 |

（厚生労働省：妊産婦のための食生活指針　「健やか親子21」推進検討会報告書　http://www.mhlw.go.jp/houdou/2006/02/h0201-3a.html（2017年7月26日アクセス）より作成）

**体重増加をめざすとともに食後高血糖を誘発せず，かつ空腹時のケトン体産生を亢進させない，という条件を満たす必要がある**.

母体の肥満は，産科的ハイリスクであるという考えは定着しつつある一方で，近年の妊婦の体格の傾向として，若年女性のやせ願望★4増強によりやせ妊婦が増加しており，やせ妊婦では切迫早産や早産，低出生体重児分娩のリスクが高い傾向にあることから[6]注意が必要である．実際に，やせに属する女性は全世代平均では11.1％であるのに対して，20歳代で22.3％，30歳代でも15.5％と全世代平均の約1.5倍と高く[7]，昨今妊娠可能年齢の女性のやせが顕著である．**一般に普通体格の妊婦（非妊時BMI＜25）の摂取エネルギーは，標準体重×30 kcalを基本とし，妊娠中に増大するエネルギー需要量の増大に対しては付加量を加える**．付加量については，厚生労働省「日本人の食事摂取基準（2020年版）」の妊婦に対するエネルギー付加量（初期＋50 kcal，中期＋250 kcal，後期＋450 kcal）に準拠する方法[8]と，妊娠期間中一律に200 kcalとする方法[9]とがある．**肥満妊婦（非妊時BMI≧25）については標準体重×30 kcalを基本とし，エネルギー付加を行わない．なお，過剰なエネルギー制限はケトン体産生を亢進させ，母体ケトーシスの原因となり，さらに妊娠中の母体の低栄養にともなう子宮内環境の悪化は，低出生体重児の増加や児の将来の生活習慣病の発症リスクを高める可能性が指摘されていることから，母体および胎児の体重変化やケトン体を参考に状況に応じて摂取エネルギーを調節することが求められる**．もちろん，過剰な体重増加は，巨大児出産のリスクが上がることから，妊婦における妊娠前の体格を考慮した望ましい体重増加量（妊娠期推奨体重増加量）を目安に管理する（**表27-2**）.

**★4：若年女性のやせ願望**
やせ願望とは，「やせたい（体重を減らしたい，細くなりたい）という気持ちをさす言葉」として汎用されているが，どの程度やせたいと考えることをさすのかという明確な定義は現在のところ存在しない．若年女性がやせたいという願望をもっていることは，世界中で報告されているが，摂食障害のような明らかな精神障害を有さない普通の女性におけるやせ過ぎ者の増加は，わが国特有の現象であり，その対策は喫緊の課題とされる.

血糖の変動を少なくし，高血糖を予防する観点から，1回あたりの食事量を減らし，食事回数を増やす分割食も有用である．食前血糖が改善したにもかかわらず，食後血糖が高い場合は，分割の比率を変更し，血糖コントロールの改善をはかる.

## 実践へどう活かすか？

一般的に妊娠期は健康的な生活を送ろうと改善を試み，容易ではないものの非妊娠期に比べて行動変容しやすいと考えられている．行動変容しやすい妊娠期という好機に，健康教室や個別相談などにより医療スタッフが積極的にかかわり，食育を含む健康教育を促進することが重要である．妊娠期における適正な食生活の実践は，妊婦自身の健康や母児合併症の低減のみならず，子どもを育てていく過程での健康的な食生活および食習慣の構築と，親を介した子どもへの健康教育の浸透など，次世代の健康を支えるうえでも有用と考えられる．妊娠期に母体が適正な食事エネルギー，栄養素の配分を行うことは重要である一方で，妊娠成立時にはすでに産科的なリスクを合併している場合も多いことから，妊娠前から健康的な体型を維持し，食事，運動，睡眠から喫煙，飲酒に至るまで，望ましい生活習慣を定着させるべくpreconception care[★5]が母児の合併症リスクを低減させるうえで重要である．分娩後においては，しばしば育児優先となり，また妊娠中の厳格な血糖管理の反動から，血糖コントロール不良になる場合も少なくない．しかし，分娩後の管理が不十分であれば，将来糖尿病や糖尿病合併症が発症・増悪することが懸念されることから，妊娠中から分娩後の管理，定期検査や診察を受ける重要性について周知し，退院前および1カ月健診時に再度説明しておくことが大切である．

★5：preconception care
妊娠可能年齢女性の健康管理(preconception care)が妊娠結果を改善させることが明らかになりつつあり，米国疾病管理予防センター(Centers for Disease Control and Prevention：CDC)や世界保健機関(World Health Organization：WHO)などがpreconception careを提唱している．わが国では，成育医療研究センターがプレコンセプションケアセンターを開設し，すべての妊娠可能年齢女性に妊娠前に知っておきたい最新の情報を発信している．

女性自身ならびにその子どもたちの世代が健康長寿を全うするためには，産前産後を通じて適切な栄養摂取のあり方や健康的な体型の教育について，集学的な健康教育アプローチや啓発活動が急務である．また女性自身が“妊娠は食を見直す絶好の機会”としてとらえ，生涯にわたってセルフケア能力を高められるような効果的な健康教育手法について，臨床現場における探求と開発が期待される．

[谷内洋子，曽根博仁]

その他の合併症への対応

### ●参考文献


1) Ray JG, O'Brien TE, Chan WS：Preconception care and the risk of congenital anomalies in the offspring of women with diabetes mellitus：a meta-analysis. QJM **94**：435-444, 2001.
2) Falavigna M, Schmidt MI, Trujillo J, et al：Effectiveness of gestational diabetes treatment：a systematic review with quality of evidence assessment. Diabetes Res Clin Pract **98**：396-405, 2012.
3) Langer O, Levy J, Brustman L, et al：Glycemic control in gestational diabetes mellitus--how tight is tight enough：small for gestational age versus large for gestational age? Am J Obstet Gynecol **161**：646-653, 1989.
4) Hiramatsu Y, Shimizu I, Omori Y, et al：Determination of reference intervals of glycated albumin and hemoglobin A1c in healthy pregnant Japanese women and analysis of their time courses and influencing factors during pregnancy. Endocr J **59**：145-151, 2012.
5) de Veciana M, Major CA, Morgan MA, et al：Postprandial versus preprandial blood glucose monitoring in women with gestational diabetes mellitus requiring insulin therapy. N Engl J Med **333**：1237-1241, 1995.
6) Ehrenberg HM, Dierker L, Milluzzi C, et al：Low maternal weight, failure to thrive in pregnancy, and adverse pregnancy outcomes. Am J Obstet Gynecol **189**：1726-1730, 2003.
7) 厚生労働省：平成27年国民健康・栄養調査結果の概要，2016．(http://www.mhlw.go.jp/file/04-Houdouhappyou-10904750-Kenkoukyoku-Gantaisakukenkouzoushinka/kekkagaiyou.pdf，2017年7月31日アクセス)
8) 厚生労働省：「日本人の食事摂取基準(2020年版)」策定検討会報告書．2019.
9) 日本産科婦人科学会，日本産婦人科医会：CQ005-2 妊娠糖尿病(GDM)，妊娠時に診断された明らかな糖尿病，ならびに糖尿病(DM)合併妊婦の管理・分娩は？ 産婦人科診療ガイドライン―産科編2014，日本産科婦人科学会，2014，p.24-28.

# Q-28 認知症をともなう糖尿病では，何を食事療法の評価指標とし，どのような指導・管理をすればよいでしょうか？

A-28 認知症をともなう糖尿病患者での食事療法に関する報告は乏しい．しかしながら，一般の認知症患者では低栄養に注意する必要がある．低栄養は，体重減少や食事摂取量減少などの徴候に注意する．また，食事摂取は不規則となりやすく，進行すると食事摂取量がさらに減少する．

**認知機能低下をともなった高齢糖尿病患者の食事ではエネルギー摂取量が低下し，炭水化物エネルギー比が増加する一方で，脂質エネルギー比やたんぱく質エネルギー比が低下し，いわゆる甘いものの摂取に偏る傾向がある**．ビタミンや野菜の摂取量も減少しやすいため，注意する．

**認知症を合併した糖尿病患者は重症低血糖を起こしやすい**．SU薬やインスリンを使用している認知症合併の糖尿病患者では，欠食や不規則な食事摂取によって重症低血糖をきたしうる．摂食が十分でない場合には補食し，十分なエネルギーと炭水化物を確保する．したがって，介護者にも低血糖やシックデイに関する教育を行い，柔軟な血糖コントロール目標を設定することも大切である．

## その背景は？

### ●認知症合併の糖尿病患者

糖尿病は認知症を合併しやすい疾患である．多くの研究のメタ解析において，糖尿病患者は糖尿病がない人と比べて，アルツハイマー病が約1.5倍，血管性認知症が約2.5倍起こりやすいことが示されている[1)]．また，糖尿病は認知症にいたっていない軽度認知障害（MCI）もきたしやすい[1)]．

厚生労働省「平成24年国民健康・栄養調査報告」から，65歳以上の高齢者の約18.6%（約572万人）が糖尿病として，高齢者の認知症有病率を約15%，糖尿病では約1.5倍認知症になりやすいと仮定すると，認知症を合併した高齢糖尿病患者は約129万人にも達することとなる．

認知症を合併した糖尿病患者は，食事，運動，服薬，インスリン注射などのセルフケアができないことが多い．こうした患者の糖尿病のケアを介護者または社会がサポートする必要があり，大きな社会問題の一つとなっている．

## そのポイントは？　実践へどう活かすか？

### ●認知症をともなう糖尿病の食事・栄養の特徴

認知症をともなう糖尿病患者における食事療法に関する報告は乏しい．しかしな

表 28-1　認知症患者で起こりうる栄養の問題

| | |
|---|---|
| 前臨床期から初期認知症 | 嗅覚と味覚の異常 |
| 軽度から中等度認知症 | 注意力障害 |
| | 実行機能障害による買い物や食事の準備の障害 |
| | 意思決定能力の障害による食品選択の遅延，食事摂取低下 |
| | 失行，失認 |
| | 行動異常（徘徊，興奮，食行動異常） |
| | 嚥下障害 |
| 重度認知症 | 拒食 |

（Volkert D, Chourdakis M, Faxen-Irving G, et al：ESPEN guidelines on nutrition in dementia. Clin Nutr **34**：1052-1073, 2015 より）

がら，一般の認知症患者における栄養の問題は糖尿病患者にもあてはめて考えることができる．

**認知症患者は低栄養になりやすいことが大きな特徴の一つである**[2]．**表 28-1** に認知症患者で起こりうる栄養の問題を示す．嗅覚や味覚の障害は前臨床期や初期認知症でも起こりうるが，軽度から中等度の認知症では注意力障害，実行機能障害による買い物や食事の準備の障害，決定能力の障害による食品の選択の遅延や摂取低下が起こる．中等度から重度の進行した認知症では失行，行動異常による徘徊，興奮，失認，食行動異常，嚥下障害がみられ，重度の認知症では拒食が起こりやすい[2]．咀嚼能力の低下も認知症患者でみられることが多い．わが国の高齢者の咀嚼能力の低下は ADL 低下，うつ，および認知機能障害と関連していた[3]．また，咀嚼能力が低下している人は食品の多様性が低下し，豆類，野菜，海藻，ナッツの摂取の頻度が低下していた．嚥下障害はアルツハイマー病や前頭葉認知症の末期でよくみられる．食品の認識不能，失認，失行による口腔期での嚥下障害，咽頭期における嚥下障害をきたし，誤嚥性肺炎の原因となりうる．

**一般に体重減少は認知症発症の危険因子であることが明らかになっている**．体重減少による認知症発症の機序は，低栄養による栄養成分の欠乏が認知機能障害を進行させるということ以外に，認知症への進行過程で味覚や嗜好の変化が起こり，食事摂取量の減少または食事摂取のパターンが異なってくることが考えられる．また，体重減少または低栄養は認知症の進行と関連する．認知症患者の1年間における4%以上の体重減少は急速な認知機能低下（6カ月における3点以上のMMSE低下）の危険因子であると報告されている[4]．したがって，認知症を合併した患者では体重をモニターし，体重減少に注意を払うことが必要である．

**認知機能障害を合併した高齢糖尿病患者ではエネルギー摂取量が低下し，食事のバランスが乱れやすい**．J-EDIT研究におけるベースラインにおける横断調査では，炭水化物摂取の割合が多くなり，脂質やたんぱく質の摂取の割合が少なくなる（**図 28-1**）．日常診療において，認知症合併の患者では菓子パンなどの甘いものをとって，おかずを食べなくなることを経験することが少なくない．一般の高齢者において，グリセミックインデックス★1に炭水化物の重量をかけた値であるグリセミックロード★2が多いほど認知機能低下がみられるという報告もある[5]．また，高

★1：グリセミックインデックス
★2：グリセミックロード
Q14(p.60)参照

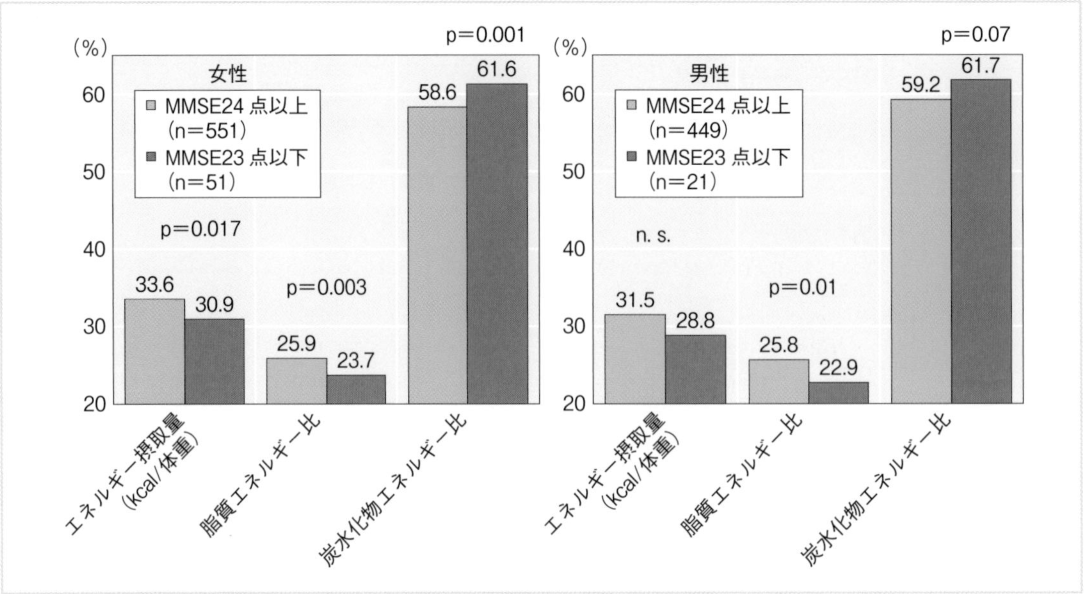


**図 28-1　認知症合併の糖尿病患者にみられる食事・栄養の特徴（J-EDIT 研究）**
エネルギー摂取量，脂質エネルギー比が少なく，炭水化物エネルギー比が多い

齢者でない若い集団においても，食事の質の低下は学習・記憶能力などの認知機能障害と関連していた[6]．

**●低栄養の影響**

**一般に，認知症に体重減少または低栄養が合併すると，骨格筋量が減少し，サルコペニア，フレイル，ADL低下，および死亡をきたしやすい．**

認知症患者では，ビタミンなどの微量栄養成分の欠乏がみられることが少なくない．こうした微量栄養成分の欠乏は，認知症の進行を悪化させる可能性がある．一般の高齢者におけるビタミンB群（$B_1$，$B_2$，$B_6$，$B_{12}$，葉酸），ビタミンA，C，D，Eの摂取低下は認知機能低下と関連する[7]．J-EDIT研究では，高齢糖尿病患者のビタミン$B_2$，パントテン酸，ビタミンA（カロテン），緑黄色野菜の摂取が不足すると，6年間におけるMMSE低下を起こしやすかった[8]．葉酸やビタミン$B_{12}$の低下も認知機能障害と関連する報告が多く，認知症が疑われる患者で血中葉酸やビタミン$B_{12}$を測定し，ビタミンが欠乏している場合には補充することはありうる．しかしながら，補充によって一部の認知機能の改善効果がみられた報告もあるが，認知症の進行を抑制したという報告はない．

**認知症合併の糖尿病患者は重症低血糖をきたしやすい**[9]．一方，重症低血糖があると認知症をきたしやすく，両者は双方向の関係を示し，悪循環を形成しうる．SU薬やインスリンを使用している認知症合併の糖尿病患者では，欠食や不規則な食事摂取によって重症低血糖をきたしうる．

高齢糖尿病患者ではHbA1cが7.0％未満の場合に重症低血糖をきたしやすい．

表 28-2　認知症患者の栄養に関するステートメント（ESPEN）

| ステートメント | エビデンスレベル | 推奨の強さ |
|---|---|---|
| 1. すべての認知症の人に低栄養のスクリーニングを推奨 | 非常に低い | 強い |
| 2. すべての認知症の人に体重の綿密なモニターと記録を行う | 非常に低い | 強い |
| 3. 快適でアットホームな環境で食事を提供することを推奨 | 中等度 | 強い |
| 4. 個人の好みに応じて十分な食事を提供することを推奨 | 非常に低い | 強い |
| 5. 十分な食品摂取をすすめ，十分なサポートを与えることを推奨 | 非常に低い | 強い |
| 6. 認知症に関連した栄養の問題の基本的な知識と可能な介入手段を介護者に与え，教育を行うことを推奨 | 低い | 強い |
| 7. 可能な限り，低栄養の原因を取り除くことを推奨 | 非常に低い | 強い |
| 8. 食事制限を避けることを推奨 | 非常に低い | 強い |
| 9. 栄養状態を改善するために ONS の使用を推奨 | 高い | 強い |
| 10. 認知症患者の人工栄養や補液に関する決定は一般的な予後と患者の選択に基づいた個別の判断で行う | 非常に低い | 強い |
| 11. 軽度から中等度の認知症患者における栄養摂取低下が主として可逆的な原因で起こり，著しい経口摂取の低下をきたした危険な状態を回復させるために，限定された期間での経管栄養の使用を提案する | 非常に低い | 弱い |
| 12. 重症認知症患者における経管栄養の開始は行わないことを推奨 | 高い | 強い |
| 13. 11 のような状況で経管栄養が禁忌または忍容性がない場合には，人工栄養が適応である場合は代替案として静脈栄養を提案する | 非常に低い | 弱い |
| 14. 水分摂取が不十分で，危険な状態を回復させるために，限定された期間での静脈点滴の補給を提案する | 非常に低い | 弱い |
| 15. 終末期における人工栄養（経腸栄養，静脈栄養，静脈点滴による補液）の使用をしないことを推奨する | 非常に低い | 強い |

（Volkert D, Chourdakis M, Faxen-Irving G, et al：ESPEN guidelines on nutrition in dementia. Clin Nutr **34**：1052-1073, 2015 より）

表 28-3　認知症合併の糖尿病患者のベストクリニカルプラクティスの原則（英国糖尿病学会）

1. 認知症の点から糖尿病のセルフケアの能力を定期的に精査し，適切なサポートの必要性を評価する
2. 薬剤のアドヒアランスの問題を考慮し，処方錠剤の総数を減らすことや可能な限り 1 日 1 回の服用によって処方の単純化をめざす
3. 可能な限り低血糖のリスクが低い血糖降下薬を処方する（SU 薬またはインスリンを可能な限り避ける）
4. 認知症合併の糖尿病患者の栄養状態を精査し，体重を維持し，良い栄養状態を維持する
5. 低血糖や低血圧のリスクを最小限にしながらも，すべての血管性危険因子（血圧，血糖，コレステロールなど）の適切なコントロールを確実に行う
6. 重症の認知症の末期に入っているかを判断し，薬剤を適切に調整することが大切である
7. 認知症合併の糖尿病患者の実際の介護者を同定し，さまざまな援助を行う必要がある

（Sinclair AJ, Hillson R, Bayer AJ, National Expert Working Group：Diabetes and dementia in older people：a Best Clinical Practice Statement by a multidisciplinary National Expert Working Group. Diabet Med **31**：1024-1031, 2014 より）

認知症合併の糖尿病患者でHbA1cが7.0%未満となる要因は，後期高齢者，体重減少，貧血などであった[10)]．すなわち，体重減少または低栄養の結果，HbA1cが低下し，重症低血糖のリスクが高くなることに注意する必要がある．認知症合併の糖尿病患者では体重が減少しないように注意する．**摂食が十分でない場合には補食し，十分なエネルギーと炭水化物を確保するように指導する**．また，こうした患者では介護者にも低血糖やシックデイに関する教育を行う．さらに，重症低血糖を避けるために柔軟な血糖コントロール目標を設定し，治療の単純化を図る工夫も必要である．

### ●海外のエビデンスから

ESPENでは認知症患者の栄養に関するガイドラインが発表されている．ガイドラインのおもなステートメントとエビデンスレベルと推奨の強さを**表28-2**に示

す[2]．また，英国糖尿病学会における認知症を合併した糖尿病患者のベストクリニカルプラクティスの原則を**表28-3**に示す[11]．エビデンスは十分ではないが，これらに準じて認知症合併の糖尿病患者の栄養管理を行うことが大切である．

［荒木　厚］

#### ●参考文献


1) Cheng G, Huang C, Deng H, et al：Diabetes as a risk factor for dementia and mild cognitive impairment：a meta-analysis of longitudinal studies. Intern Med J **42**：484-491, 2012.
2) Volkert D, Chourdakis M, Faxen-Irving G, et al：ESPEN guidelines on nutrition in dementia. Clin Nutr **34**：1052-1073, 2015.
3) Soto ME, Secher M, Gillette-Guyonnet S, et al：Weight loss and rapid cognitive decline in community-dwelling patients with Alzheimer's disease. J Alzheimers Dis **28**：647-654, 2012.
4) Kimura Y, Ogawa H, Yoshihara A, et al：Evaluation of chewing ability and its relationship with activities of daily living, depression, cognitive status and food intake in the community-dwelling elderly. Geriatr Gerontol Int **13**：718-725, 2013.
5) Power SE, O'Connor EM, Ross RP, et al：Dietary glycaemic load associated with cognitive performance in elderly subjects. Eur J Nutr **54**：557-568, 2015.
6) Wright RS, Waldstein SR, Kuczmarski MF, et al：Diet quality and cognitive function in an urban sample：findings from the Healthy Aging in Neighborhoods of Diversity across the Life Span (HANDLS) study. Public Health Nutr **20**：92-101, 2017.
7) Gillette Guyonnet S, Abellan Van Kan G, Andrieu S, et al：IANA task force on nutrition and cognitive decline with aging. J Nutr Health Aging **11**：132-152, 2007.
8) Araki A, Yoshimura Y, Sakurai T, et al：Low intakes of carotene, vitamin B2, pantothenate and calcium predict cognitive decline among elderly patients with diabetes mellitus：The Japanese Elderly Diabetes Intervention Trial. Geriatr Gerontol Int **17**：1168-1175, 2017.
9) Mattishent K, Loke YK：Bi-directional interaction between hypoglycaemia and cognitive impairment in elderly patients treated with glucose-lowering agents：a systematic review and meta-analysis. Diabetes Obes Metab **18**：135-141, 2016.
10) Thorpe CT, Gellad WF, Good CB, et al：Tight glycemic control and use of hypoglycemic medications in older veterans with type 2 diabetes and comorbid dementia. Diabetes Care **38**：588-595, 2015.
11) Sinclair AJ, Hillson R, Bayer AJ, National Expert Working Group：Diabetes and dementia in older people：a Best Clinical Practice Statement by a multidisciplinary National Expert Working Group. Diabet Med **31**：1024-1031, 2014.

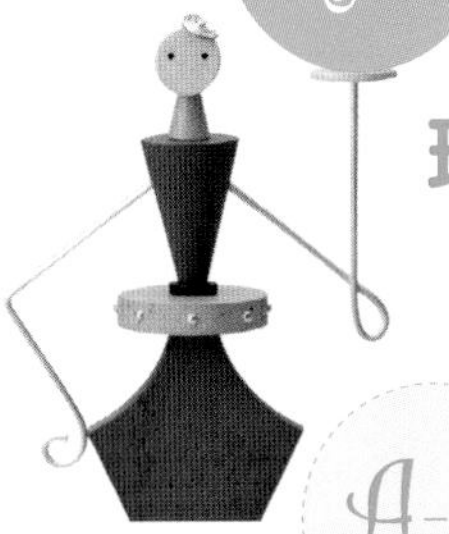

# Q-29 精神障害をともなう糖尿病では，何を食事療法の評価指標とし，どのような指導・管理をすればよいでしょうか？

A-29 まず，精神障害合併の糖尿病患者さんを「**"精神障害"という病名フィルターを通してみない**」ことが必要である．なぜなら同じ精神疾患病名であっても，その状態は個人個人でまったく異なっているからである．したがってその方へのオーダーメイドの医療を提供することが必要になってくるが，そのためには「患者さんの深く温かな現状把握がどこまでできるか」にかかっている．したがって食事療法の評価指標を患者側に設定するのは困難であり，あえて言えば患者さんとの「治療的人間関係」★1[1)]が構築されているかどうかが，食事療法がうまくいくかどうかの最初の指標になる．①「**患者理解を深める**」ことと②「**"新しい交流（援助）"を提供する**」ことは，いうまでもなく臨床実践での大切な2つの柱であるが，精神疾患合併の場合には，私たちのなかにそれを阻害するさまざまな要因があるため，あきらめられるケースが多くなってしまう．いわゆる"対応困難患者さん"に対する「新しい交流」★2を促進するために必要な視点を，症例を含めて提示したい．

★1：治療的人間関係
おもに精神療法のフィールドで使われ，治療開始また治療続行のために必要な人間関係をいうが，一般診療科においても必須のもの．傾聴の際はフェイスツーフェイス（対面）の姿勢が必要であるが，病状の改善という共通の目的のために「治療的人間関係」というロープを，互いが手にとって"サイドバイサイド（横並び）で歩む"関係ともいえる．

## それはなぜか？

### ●患者の「何を」理解すべきか ― 医療者が患者さんの「何を」みるかで結果が変わってくる

**①事実のみを理解するレベル**：日常診療においては，各職種の医療を提供するために必要な情報を的確に収集・評価し対応することが求められている．しかし精神疾患合併患者さんの場合，こちらの提案に"耳を傾ける気持ちがない"（と感じる）人，"自己流の食事療法にこだわる"人，"言い訳""環境や他人のせい"に終始してしまう人など，医療者と患者間のコミュニケーションが困難と感じる場合がある．このような場合，通常の栄養指導はむずかしい．私たちの印象で「精神疾患があるからこれ以上は無理」とあきらめてしまうと，その方はドロップアウトしてしまうことになる．

**②感情を理解するレベル**：患者さんの言動で理解がむずかしいと感じる場合，その多くは「医療者が患者さんの感情をキャッチできずにいる」ことが多い．しかし"感情を聴く"ことは，医療に限らず家族内交流[2)]や教育現場においても，とても大切なことであるが，その訓練を私たちはほとんど受けていないといってよい．具体的には後述するが，**相手に対する先入観をいったん横に置く**こと，また**自分自身の心を温かく穏やかな状態にする**必要がある．医療者が傾聴の姿勢（**温かな"なぜ"**

★2：新しい交流
私たちは最初から患者さんのすべてを知ることはできない．傾聴を続けることで患者さんを無意識に支配してきた人生脚本を少しずつ理解し，それを，"本人とそのまわりが真に元気になる"新しい脚本（認知と行動）に書き換えるための医療者と患者の間の"交流"として用いた．人生脚本を書き換えるためには"知識"ではなく本人の「新しい交流"体験"」の積み重ねが必要であり，その援助は人間にしかできない尊い仕事である．

「わからないので是非聴かせていただけませんか？」）で患者さんに対応していると，本人が苦しんでいる感情を吐露しはじめてくれる．

**③患者さんのもともとの願い・本心・可能性を感じ，引き出すレベル**：私たち医療者は患者さんの「問題」だけを聴いて対応しようとすると，疲れてしまい，最悪燃え尽きてしまいかねない．傾聴においては，その方の本当の願いの一端（本当に自分らしく生きていきたい！　私もみんなと一緒にいきいきと生きたい！　など）をキャッチしようとする姿勢が大切になってくる．**医療者のこの意識はそのまま患者さんに伝わり「治療的人間関係」を深める**ことにつながる．さまざまな気持ちや困っている出来事などを患者さんは語ってくれるようになり，医療者として心身両面での患者対応の幅が広がり，その結果**「新しい交流」が深まることで患者さんに予想以上の改善が訪れる**[3]．このような「人間に内在する回復力」を目の当たりにすることによって，医療者側も希望と元気をいただくことになり，義務としての“疲れる傾聴”★3から解放されることになる．

★3：疲れる傾聴
以前筆者は，上から目線の「聴いてあげる」傾聴や，「これだけ私は聴いているのだからそろそろあなたも変わってよ！」というギブアンドテイクの傾聴であったため，改善の見込みがむずかしいと感じると疲れていた．しかし，積極的に患者さんの“可能性をみようとする眼差し”，さらには患者さんの“存在そのものへの畏敬の念”を自分の内に祈り（*）によってチャージしていくことで，傾聴で疲れなくなることを筆者は体験してきた．つまり「立場上の傾聴・役割上の傾聴」は“受け身”になるため疲れる傾聴になると思われる．

*宮澤賢治の「雨ニモ負ケズ…」の詩が現代版の祈りと考える．自分の“未熟さ”（デクノボートヨバレ）を知りつつも“そういうもの（利他）に私はなりたい…”という天への托身としての祈り．未熟な人間が不条理・不合理なこの世界で“もっとも人間的”に生きるために，自分の心の内と外の世界に眼を開き，医療者としての願いに立ち還るプロセスとしての祈りは医療現場にこそ必要と筆者は感じている．

### ●患者さんの「可能性」をみる ― 統合失調症合併糖尿病患者さん著明改善例が教えるもの

私たち医療者は，問題解決に際し「問題リスト」をあげ，考察し対応することに慣れている．それは効率のよいメソッドであるが，ある面患者さんを“半分しかみていない”状況ともいえる．**目の前の方の「可能性」をどれほど医療者が自分の心に映すことができるか…その人の可能性を医療者が感じとり新しい交流をしていく**こと，これは現代において医療・教育分野の大切なテーマでもある[4]．

**症例**：40歳代女性・統合失調症患者さん：過食による高血糖にて入退院を繰り返していた．イライラして過食してしまうのは，精神疾患のせいと筆者は当初あきらめていた．しかし最近の入院の際に，熱心に読書する姿がみられた．“この方は勉強が好きで，すごい集中力をおもちなんだ…”と，本人の「可能性」が見えただけでなく，畏敬の想いを率直に抱くことができた．これまでは高血糖が持続する「問題点」に対して“ダメ出し”してしまう外来でのかかわりであったが，それからは「最近どんな本を読んでいる？」という本人の可能性との交流を促す会話が始まった．そのことをきっかけにして，患者本人がこまめに主治医に電話でインスリン量の相談をするようになってきた．本人も以前と比べてイライラが減ってきた，と語りはじめ，これまでにない新しい交流が始まったことが感じられた．その変化と併行して過食の頻度が激減し，必要インスリンの量も3分の1になり，高血糖持続状態（随時血糖300 mg/dL以上）が著明な改善（食後血糖200 mg/dL以下）を示すようになってきた．

患者さんをどのように理解するのか，「問題だけみる」のか，「可能性も同時にみようとする」のか，大きな転換点になりうると教えられた症例であった．

## 実践にどう活かすか?

### ●「治療的人間関係」の構築 — 傾聴の姿勢を貫く

まず，自分の呼吸をゆったりとした腹式呼吸にすることは必須である．そのことで医療者の雰囲気が穏やかなものになる．また**"医療者である前に一人の人間"という患者さんとの心の目の高さを同じにする**ことも，“物をいいやすい空気”をつくり，傾聴の質を高めることに有用である．なぜなら私たちは「医療者の“熱心さ”ゆえの“上から目線”」になりやすいからである．「どのような辛さをこの方は一人で抱えてこられたのだろうか…その100万分の1でもよいので是非聴かせていただきたい…」という姿勢であれば，相手は自分からさまざまに語りはじめてくれるものである．これは是非体験していただきたい．逆に医療者側にきめつけ・あきらめ(無理でしょう…)や責め(どうして過食するの！)などの否定的な先入観があれば，それを患者さんはキャッチして語りにくくなる．その結果治療的人間関係が構築されず食事指導が進んでいかないことにつながってしまう．患者さんがなかなか語ってくれないと感じたときは，自分の相手に対する眼差し・目の高さをチェックしてみることが大切である．「相手がいわない」のでなく「私が“相手にいわせない”雰囲気をつくっている」ことはよくみられることである．

### ●「感情」を聴く

**①初回の栄養指導時が大切**：たとえば「最初の栄養指導」の時間は，思いっきり患者さんの気持ち・感情に耳を傾けること．“糖尿病といわれてどのように感じたのか”，またこれまで糖尿病についてどのようなことを耳にしてきたか，それが明らかに間違っていたとしても，じっくり耳を傾けること．そのことによって「治療的人間関係」(これから一緒に取り組んでいきましょう)の土台がつくられ，結果的にその後の継続指導がスムーズにいくことはよく体験することである．

**②食事療法がうまくいかない時は言葉の端々に隠されている「さまざまな感情」を聴く**：頭ではわかってはいるが食事療法ができない方の場合，そのような行動の背景にある感情(たとえば他人にいえない孤独感や不安に苛まれているのか，不満や責めの気持ちがあるのか，または根拠のない“誤った自信・自己満足”に呑まれているのかなど)を医療者がキャッチしようとすることが大切である．

**症例**：肥満・高血糖が改善しない40歳代の女性(反応性抑うつ状態)：食事療法に取り組めない状況に対してどんな気持ちですか？　とご本人の感情を聴くと「スーパーの店長で多忙な夫に，甘えられない寂しい気持ち」を語ってくれた．この方には夫に自分の気持ちを上手に聴いてもらう方法を伝え実行してもらうことで夫婦の気持ちの交流が始まり，心が安定し食事療法に取り組めるようになり血糖が改善した[5]．

さまざまな感情(イライラ・落ち込み・投げやり・やる気のなさなど)を，悪いものと否定せずに聴いていると，なぜイライラするのかあきらめてしまうのか…その背景，その方のライフスタイル・会社・家族の様子を語りはじめてくれる．その結果ライフスタイルが変革できない具体的な問題・テーマがみえてくるので，改善に向けての「スモールステップ」[★4]をともに考えることができるようになる．

最近はいわゆる発達障害（発達特性）という視点からみる必要のある症例も増えてきている．臨床での対応の具体例が豊富な文献をあげておく[6]．

### ●患者さんに振り回されそうになる時

思いもかけず医療者側のちょっとした言動をきっかけに，患者さんの感情が暴流し医療者を責めることがある．傾聴を実践していると遅かれ早かれ体験することであるので，最後に傾聴の注意点として述べておく．

患者さんのなかにはその生い立ちにおいて虐待を受けたり著しい喪失体験を通して，医療者を無意識に怒らせたり怯えさせたり無気力にさせたりする，破壊的な「人生脚本」[★5]をもたざるをえなかった方がおられる．**医療者が抱くこのような「治療を妨げる感情」を「患者理解」につなぐ**方法がある[7]（ここでは割愛する）が，私たちは自分の内にある感情について，そのすべてを意識化・言語化できていないことをまず理解すべきである．患者さんの感情に耳を傾ける条件として，医療者は**自分自身の不安や焦り，怒りや恐れなどの感情について率直な洞察**と，それらの感情を突き抜けたところにある**医療者自身のもともとの願い・本心という軸を恢復《かいふく》**しておかなければならない．そうでなければ必然的に，私たちが意識化していない感情が患者さんとの対応のなかで揺さぶられ，医療者が自他を責めたり投げやりになったり，ひいてはうつ状態になってしまうことにもなる．筆者自身，対応困難例と出会うと，自らの感情がさまざまに揺れ動きコントロールがむずかしくなることがある．そういう時，“自らの感情こそ対応困難であり，取り組むべきテーマである”ことを痛切に感じる．筆者はそういう場面に直面した時に，高橋佳子という方の説く人間学に助けられて来た．紙面に限りがありここでは参考文献[8]をあげるにとどめておくが，医療現場で限界を感じている方は，是非紐解いていただければと思う．

［三島修一］

★4：スモールステップ
教育学理論に基づいたライフスタイルを変換する方法で，行動目標設定を医療者が指示するのでなく，実行可能な目標（スモールステップ）を患者さん自身が設定する．医療者はその相談相手・アドバイザーというスタンス．実行できたら医療者は「すごい！」と心から称賛しともに喜び，次の行動目標を患者さんが設定する．これを繰り返して，たとえば1日8,000歩のウォーキングの実行（ライフスタイルの変換）に達する方法．

★5：人生脚本
「交流分析」で使用される用語．幼少時の家族（とくに親）とのかかわりのなかで〝認知と行動の型〟が形作られ，成人となっても他者とのかかわりで繰り返してしまうパターン．本人に不利益な結果がもたらされるものであっても本人は意識化できず，その修正は一人だけではほとんど困難である．

### ●参考文献


1）Larry R. Churchill, Joseph B. Fanning, David Schenck：What Patients Teach-The Everyday Ethics of Health Care. Oxford University Press, 2014.
2）三島修一：1型糖尿病に摂食障害状態が重なった2症例の家族へのアプローチに関する検討．心療内科 **5**：363-368，2001.
3）三島修一・他：総合病院における「境界型パーソナリティー障害の糖尿病患者」への心身両面からのサポートの実践．第56回日本糖尿病学会年次学術集会（熊本市），2013.
4）許斐博史：「生まれてきてくれてありがとう」発達障害児施設の現場から．三宝出版，2005.
5）三島修一：生活習慣と家族内交流．プラクティス **26**：67-72，2009.
6）青木省三，村上伸治編：大人の発達障害を診るということ　診断や対応に迷う症例から考える．医学書院，2015.
7）三島修一：「傾聴」で疲れを感じているあなたへ—患者理解を深め，あなたが元気になる方法がある．CDEJ News Letter **45**，2015.
8）高橋佳子：自分を知る力「暗示の帽子」の謎を解く．三宝出版，2019.

# Q-30 がんをともなう糖尿病では，何を食事療法の評価指標とし，どのような指導・管理をすればよいでしょうか？

**A-30** がんをともなう糖尿病では，**がん患者としての食事・栄養療法と，糖尿病患者としての適正な血糖管理とを両立させる**ことが重要である．

がん患者の多くに栄養障害が認められることから，適切なスクリーニングを行い，栄養障害が疑われる場合は，主観的包括的評価（subjective global assessment：SGA）（**表 30-1**）[1] と臨床所見に基づく栄養評価を行う．必要エネルギー量は Harris-Benedict 式から求めた基礎代謝量（basal energy expenditure：BEE）に活動係数およびストレス係数を乗じて設定するのが一般的である（**図 30-1**）．がんの状態，がん治療の状況，期待される予後などに応じて，おもに〝食べることを支える〟ための食事指導を行う．

一方，がんの存在やがん治療により血糖値の上昇をきたすことも多い．高血糖による代謝失調状態を予防するため，必要十分な血糖コントロールがなされているか

表 30-1　主観的包括的評価（subjective global assessment：SGA）

| |
|---|
| A．病歴 |
| 1．体重の変化<br>過去 6 カ月間における体重喪失：______　喪失率______<br>過去 2 週間における変化：増加______　無変化______　減少______<br>2．食物摂取における変化（平常時との比較）<br>無変化______<br>変化：（期間）______週______<br>タイプ：不十分な固形食______　完全液体食______<br>低エネルギー液体食______　絶食______<br>3．消化器症状<br>なし______　悪心______　嘔吐______　下痢______　食欲不振______<br>4．身体機能性<br>機能不全なし______<br>機能不全：（期間）______週______カ月<br>タイプ：制限つき労働______　歩行可能______　寝たきり______<br>5．疾患と栄養必要量との関係<br>初期診断：____________________<br>代謝亢進にともなう必要量 / ストレス：なし______　軽度______　中等度______<br>高度______ |
| B．身体状況（スコアで表示：0＝正常，1＋＝軽度，2＋＝中等度，3＋＝高度） |
| 皮下脂肪の喪失（三頭筋，胸部）______筋肉喪失（四頭筋，三角筋）______<br>くるぶし部浮腫______仙骨浮腫______腹水______ |
| C．主観的包括的評価 |
| 栄養状態良好　A______<br>中等度の栄養不良　B______<br>高度の栄養不良　C______ |

（Detsky AS, MacLaughlin JR, Baker JP, et al：What is subjective global assessment of nutritional status? J Parenter Enteral Nutr 11：8-13, 1987 より）

**基礎代謝量（BEE）：Harris-Benedict の式（kcal/ 日）**

男性：BEE＝66.47＋（13.75× 体重 kg）＋（5× 身長 cm）−（6.75× 年齢）
女性：BEE＝655.1＋（9.56× 体重 kg）＋（1.85× 身長 cm）−（4.68× 年齢）

**必要エネルギー量（kcal/ 日）**
**＝基礎代謝量 × 活動係数 × ストレス係数**

| 活動係数 | |
|---|---|
| 寝たきり（意識低下状態） | 1.0 |
| 寝たきり（覚醒状態） | 1.1 |
| ベッド上安静 | 1.2 |
| ベッド外活動 | 1.3〜1.4 |
| 一般職業従事者 | 1.5〜1.7 |

| ストレス係数 | |
|---|---|
| 飢餓状態 | 0.6〜0.9 |
| 術後（合併症なし） | 1.0 |
| 小手術 | 1.2 |
| 中等度手術 | 1.2〜1.4 |
| 大手術 | 1.3〜1.5 |
| 発熱（1℃ごと） | ＋0.1 |

**図 30-1　必要エネルギー量の算出**

確認する必要がある．さらに，がんを合併した糖尿病患者は食欲不振や体調不良をきたしやすいので，シックデイや低血糖に対する教育を十分に行う．

## それはなぜか？

### ●がん患者と栄養障害

**がん患者では，50%以上の症例で体重減少などの栄養障害が認められる**．これには，がん自体やがん治療にともなう食事摂取量の低下だけでなく，さまざまな生理活性物質による代謝異常が関与している．がん組織が産生する蛋白質分解誘発因子（proteolysis-inducing factor：PIF）は，骨格筋蛋白質の分解を促進する作用をもち，筋減少症（サルコペニア）を進行させる．また，同じくがん組織から放出される脂肪動員因子（lipid mobilizing factor：LMF）は脂質の異化を亢進させ，体脂肪の喪失をきたす．多くの進行がん患者にみられるこれらの低栄養状態は悪液質（カヘキシア cachexia）とよばれ，生活の質の低下や生命予後の短縮をもたらす．したがって，がん患者に対しては，食事摂取量の維持・向上と食欲増進をめざした食事療法・食事指導が重要であり，必要に応じて経口補助栄養食品の利用や，経管栄養・静脈栄養による栄養療法を行う必要がある．

### ●がん患者と糖尿病

一方，がんによる代謝異常は骨格筋や脂肪組織におけるインスリン抵抗性を亢進させ，血糖値の上昇を招く．がんを合併したことで糖尿病患者の血糖コントロールが悪化したり，新たに糖尿病が顕性化したりすることがあるのは，このためである．

また，糖尿病患者においては，外科手術，化学療法時の制吐剤としてのステロイド投与，高カロリー輸液，経管栄養など，さまざまながん治療が血糖コントロールに悪影響を及ぼす．しかし，実際には十分な血糖モニタリングがされておらず，著しい高血糖に至ってはじめて気づかれるケースが後を絶たない．さらに，糖尿病を合併したがん患者に対しては，がんの主治医から「血糖値のことは気にせず，好きなものを食べればよい」といった誤った指導がなされている場合もあり，しばしば高血糖が放置されている．高血糖は感染や創傷治癒遅延のリスクとなるだけでなく，がん患者の代謝失調状態を増悪させる．**高血糖を放置したままでは，患者がせっかく食事摂取に努めても，体重増加不良やさらなる体重減少を招きかねない**．

したがって，がんをともなう糖尿病の管理においては，がん患者としての十分な食事・栄養療法と，がんの治療状況に応じた適正な血糖管理とを両立させることが重要なのである．

### ●がん治療とシックデイ

消化管手術後や，化学療法中は食事量が変動しやすい．SU薬やインスリンを使用している糖尿病患者では，低血糖のリスクが高くなる．また，がんの進行や，化学療法にともなう発熱性好中球減少症や下痢などで容易に体調不良をきたす．「**がん患者は毎日がシックデイ**」といっても過言ではなく，低血糖はもちろん，不適切な糖尿病治療の中断により高血糖高浸透圧症候群をきたす可能性もある．こうした事態を予防するためには，患者やその家族に対してシックデイや低血糖に関する指導を繰り返し行うことが大切である．

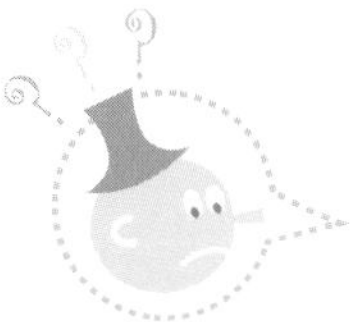

## エビデンスは？

### ●がん治療時の食事・栄養療法の重要性

がん患者にとっての食事・栄養療法の重要性は，静脈経腸栄養ガイドライン[2]をはじめ各種診療ガイドラインで強調されている．がん患者の30～80%が診断時にすでに体重減少を認め，うち15%の患者では診断前の6カ月間で10%以上の体重減少を認めたという[3]．体重減少をきたした患者は，体重を維持できていた患者と比較して，治療効果や生存率の低下，有害事象の増加などを認め，不利であることがわかっている．

一方，がん患者に十分な栄養を投与することでがんの増殖を助長するのではないかという懸念があるが，現在では否定的である．

### ●糖尿病とがんの危険な関係

糖尿病診療の面からがんについて考えてみよう．日本糖尿病学会の調査によると，2001～2010年においては，日本人糖尿病患者の死因の第1位はがんであり，約40%を占める[4]．一方，糖尿病合併症による血管障害（腎障害・虚血性心疾患・脳血管障害）による死亡は14.9%まで低下している（**図30-2**）．さらに，糖尿病はがんのリスクを高めることも明らかとなり，日本人においても肝臓がん，膵臓がん，大腸がんなどのリスク増加と関連している[5]．糖尿病の経過中にがんを発症し，糖尿病を抱えながらがん治療に臨む患者は今後ますます増えるに違いない．**いまやわが国は糖尿病患者をがんで看取る時代である**．

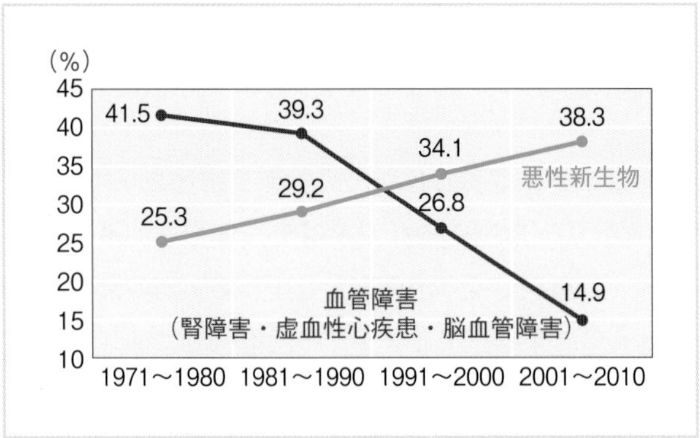


**図 30-2　日本人糖尿病患者の死因における悪性新生物と血管障害の推移**

（中村二郎，神谷英紀，羽田勝計・他：糖尿病の死因に関する委員会報告—アンケート調査による日本人糖尿病の死因—2001～2010年の10年間，45,708名での検討．糖尿病59：667-684，2016より作成）

### ●がんをともなう糖尿病の食事療法と血糖コントロール

がんと糖尿病は頻度の高い併存疾患であるにもかかわらず，がんをともなう糖尿病の食事・栄養療法に関するエビデンスは乏しい．

がん治療中の血糖コントロールについては，周術期の厳格な血糖コントロールの重要性は確立されているといってよい．しかし，**化学療法期間中や，終末期の血糖コントロール目標については，ほとんど検討されていない**．日本糖尿病学会の血糖コントロール目標に準拠すれば，がん患者においては「治療強化が困難な際の目標」としてHbA1c 8.0%未満を採用するのが妥当かもしれない．65歳以上の患者では，高齢者糖尿病の血糖コントロール目標におけるカテゴリーⅢの重篤な併存疾患を有する場合に相当すると考え，HbA1c 8.0～8.5%未満をめざすのも現実的であろう．また，高齢がん患者は重症低血糖のリスクも危惧されるため，HbA1c 7.5%を下限として設定することも考えられる．

## 実践へどう活かすか？

### ●栄養スクリーニングとアセスメント

がん患者においては，栄養障害の存在を前提に栄養スクリーニングを行い，すでに栄養障害に陥っているか，そのリスクが高いと考えられる患者に対してはより包括的な栄養アセスメントを行う．スクリーニングとしては，body mass index（BMI）や血清アルブミン値などが用いられる．栄養アセスメントは，わが国では主観的包括的評価（subjective global assessment：SGA）（**表30-1**）[1)]と臨床所見を用いるのが一般的である．

### ●必要エネルギー量の設定

必要エネルギー量はHarris-Benedict式から求めた基礎代謝量（basal energy expenditure：BEE）に活動係数およびストレス係数を乗じて設定することが多い

(**図30-1**)．定期的な栄養モニタリングを行いながら，がんの進行やがん治療の経過に合わせて調節する．

**●外来通院患者への介入の重要性**

入院患者に対しては栄養サポートチーム（nutrition support team：NST）の活動を通じて十分な食事・栄養管理がなされることが多くなった半面，外来通院患者への食事・栄養指導はいまだに不十分である．最近は外来通院化学療法が主体となっており，外来患者に対する介入を強化する必要があるだろう．

**●がんの食事療法と糖尿病の食事療法の違いを伝える**

がんを併発したことで，これまでの食事療法とは内容や考え方が変わることを患者や家族に十分理解してもらう．患者にはこれまでの食事療法が「緩和された」という印象を与えることが多いかもしれない．「安心した」という患者も多い反面，「これまでの食事療法をおろそかにしている」という罪悪感を抱いて葛藤する患者もいる．食事療法に対する患者の思いを尊重しながら，患者や家族が混乱することのないようリードしていきたい．

**●シックデイ・ルールの指導は具体的に**

がん治療中の糖尿病患者にとってシックデイ・ルールの指導は重要である．十分な水分の摂取や，食欲不振時には口当たりがよく消化のよい食物（おかゆ，ジュース，アイスクリームなど）を選び，できるだけ絶食しないようにすることなど，患者の生活状況や家族からのサポートの状況に応じて具体的に説明する．できれば書面で伝えるとよい．また，低血糖の対応や内服薬・インスリンの調節に関する理解の確認，主治医への連絡のタイミングなども重要である．

**●がん治療と糖尿病治療のコーディネーターとして**

**栄養士には，がん治療と糖尿病治療のコーディネーターとしての役割が期待される**．がん治療が優先される中で高血糖が放置されている患者は決して少なくない．とくに，糖尿病を他施設で治療している患者の中には，体調不良から糖尿病の通院を中断していることもある．「がん患者」として接する中でも「糖尿病のことで何か困っていることはありませんか？」と尋ねることで，患者に貢献するチャンスはさらに広がると確信している．

［大橋　健］


**●参考文献**

1) Detsky AS, MacLaughlin JR, Baker JP, et al：What is subjective global assessment of nutritional status? J Parenter Enteral Nutr **11**：8-13, 1987.
2) 日本静脈経腸栄養学会編：静脈経腸栄養ガイドライン 第3版．PART Ⅳ 成人の病態別栄養管理　がん治療施行時．照林社，2013，p.333-343.
3) Dewys WD, Begg C, Lavin PT, et al：Prognostic effect of weight loss prior to chemotherapy in cancer patients. Eastern Cooperative Group. Am J Med **69**：491-497, 1980.
4) 中村二郎，神谷英紀，羽田勝計・他：糖尿病の死因に関する委員会報告—アンケート調査による日本人糖尿病の死因—2001～2010年の10年間，45,708名での検討．糖尿病 **59**：667-684，2016.
5) 糖尿病と癌に関する委員会：糖尿病と癌に関する委員会報告．糖尿病 **56**：374-390，2013.

# INDEX さくいん


## あ

亜鉛 78
朝型—夜型 23, 26
アシドーシス 91
温かな“なぜ” 133
新しい交流 133, 134
アトポビウムクラスター 35
アルコール 114
アルブミン尿（の）減少 87, 88
遺産効果 11
維持透析 99
維持透析期 100
一価不飽和脂肪酸 72, 74
［医療者のための］カーボカウント指導テキスト『糖尿病食事療法のための食品交換表』準拠 49
インクレチン分泌 33
インスリン効果値 57, 58
インスリン値 8
インスリン抵抗性 34, 41, 106
インスリン分泌不全 41
インスリン療法 19
院内約束食事箋 48
栄養アセスメント 140
栄養サポートチーム 141
栄養指導 20
栄養障害 138
栄養食事療法 47
栄養成分表示 56
栄養成分表示を使用する計算方法 56
栄養評価 17
エネルギー 103
エネルギー摂取量 102
エネルギー摂取量の適正化 37, 41
エンパグリフロジン 96
応用カーボカウント 20, 49, 51, 57
おもな食物の GI 値 63

## か

カーボカウント 19, 50, 52, 54
カーボカウントの手びき『糖尿病食事療法のための食品交換表』準拠 49
活動係数 138
合併症予防 106
家庭血圧 117
カリウム 104
カルシウム 78
がん 137
寛解 94
肝硬変 119
肝疾患 119
患者理解 133, 136
「感情」を聴く 135
間食糖質量 55
肝性糖尿病 119, 120, 122, 123
冠動脈イベント 116
肝不全 120
基礎カーボカウント 20, 49, 51, 54
基礎代謝量 138, 140
境界型 5, 9
境界型糖尿病 6
空腹時血糖 120
空腹時低血糖 119
グリコアルブミン 99
グリセミックインデックス 60, 83, 114, 129
グリセミックロード 60, 114, 129
グルコースクランプ法 50
クロム 79
傾聴 135
血圧 117
血液中の腸内細菌の検出率 35
血糖コントロール 9, 12, 50, 52, 94, 102, 104
血糖自己測定 28
血糖上昇曲線下面積 60, 61
血糖上昇幅 30, 31
血糖変動 28, 29, 99
ケトン体産生 126
減塩 118
厳格な血圧コントロール 118
厳格な血糖コントロール 87
健康日本 21（第二次） 3
顕性アルブミン尿 87
顕性腎症発症 95
顕性蛋白尿 93
検尿検査 85
高 GI 食 62
高 GL 食 62
高 LDL-C 血症 111
高 TG 血症 111
高カリウム血症 91
高血圧 115
高血圧合併糖尿病 92
高血糖 24
高血糖による代謝失調状態 137
高脂肪食 34
高齢者総合機能評価 17
高齢者糖尿病 14
高齢者糖尿病診療ガイドライン 2017 13
高齢者糖尿病の血糖コントロール目標（HbA1c 値） 13
国際糖尿病連合 2
克山病 79
穀類 84
コレステロール 73, 74, 113

## さ

サプリメント 79
サルコペニア 15, 66, 99, 130
サルコペニア・フレイル 68
酸化ストレス 61
三大栄養素のバランス 41
時間栄養学 23
時間生物学的および時間栄養学的 23
脂質 65, 70
脂質異常症 110

脂質管理目標値 110
脂質代謝 83
脂質の選択 113
脂質の割合と質 70
脂質量 101
持続血糖モニター 28
シックデイ 128, 131, 139
シックデイ・ルール 141
脂肪酸の分類 71
若年女性のやせ願望 125
重症低血糖 128, 130
柔軟な血糖コントロール目標 131
主観的包括的評価 14, 137, 140
主食と副食に基づく簡易計算式 56
主食と副食に基づく簡易計算式を使用する計算方法 56
主要エンドポイント 116
脂溶性ビタミン 76
食塩 16, 104, 114
食塩感受性 115
食塩（の）制限 43, 91
食塩の過剰摂取 118
食後異常高血糖 119
食後血糖上昇 61
食後高血糖 31, 60
食後高血糖の是正 62
食事摂取量設定の目安 108
食事別野菜摂取量 83
食事療法 19, 39, 41, 109, 113
食事療法のアドヒアランス 17
食品交換表 41, 45, 49, 55
「食品交換表」で糖質を多く含む食品 55
「食品交換表」を使用する計算方法 55
食品分類表 48
植物性たんぱく質 65
食物繊維 31, 33, 36, 43, 50, 76, 81
食物繊維含有量 84
食物繊維摂取量 81
食物繊維のおもな種類 82
食物繊維の定義 81
腎機能検査 85
心血管リスク 115, 117
診察室外血圧 118
診察室血圧 117
人生脚本 136
身体活動量 37
推算糸球体濾過量 85
随時血糖値 5
推定エネルギー必要量 103
水溶性食物繊維 36, 82
水溶性ビタミン 76
ストレス係数 138
スモールステップ 136
生活活動強度（ADL） 68
生活習慣の改善と維持 110
正常アルブミン尿 95
正常型 5
正常高値 7
精神障害 133
摂取エネルギー量のコントロール 63
摂食時刻 23
セレン 79
総エネルギー摂取量 20, 38, 112
総エネルギー摂取量の適正化 12, 43
早期腎症 85
早期腎症の診断基準 94
総コレステロール 72
総短鎖脂肪酸濃度 35
早朝空腹時血糖値 5

## た

第 1 期（腎症前期） 86
第 2 期（早期腎症期） 86
第 3 期（顕性腎症期） 86
第 4 期（腎不全期） 86
第 5 期（透析療法期） 86
体格区分別　妊娠期推奨体重増加量 126
代謝異常の改善 107
体重減少 129
体重コントロール目標 108
退縮 94
大豆製品 84, 113
耐糖能正常者 29
体内時計 23
脱落率 46
食べる順番 43
多量ミネラル 76
単位配分 45
短鎖脂肪酸 33
炭水化物 30, 42, 45, 65, 114
炭水化物エネルギー比率 45, 47
炭水化物制限 46
炭水化物制限食 42
炭水化物の適正量 46
炭水化物の分類 50
たんぱく-エネルギー栄養不良 67
たんぱく質 65
たんぱく質制限 93
たんぱく質制限食 91
たんぱく質摂取量 92, 102, 103
たんぱく質の過剰摂取 66
たんぱく質の摂取 15
たんぱく質の摂取推奨量 66
たんぱく質の摂取不足 66
たんぱく質の摂取目標量 66
たんぱく質の割合と質 65
たんぱく質量 101
蛋白尿 88, 91
中枢時計 25
中性脂肪 72
長期的血糖コントロール 100
腸疾患の予防効果 83
朝食欠食 24
朝食に比重を置いた食事 25
超速効型インスリンアナログ 51
腸内環境 83
腸内細菌 33
腸内フローラ 33, 36
治療的人間関係 133, 134, 135
治療を妨げる感情 136
追加インスリン 57
疲れる傾聴 134
低 GI 食 62
低 GL 食 62
低栄養 14, 129
定期的な栄養モニタリング 141
低血糖 43, 128, 131, 139
低出生体重児 125, 126
適正エネルギー量 37
適正体重 108
適正体重の維持 110
適正なエネルギー摂取量の計算方法 37
適正な総エネルギー摂取量 21
鉄 78
銅 78
糖質 50
糖質/インスリン比 57, 58
糖質制限食と低炭水化物食 46
糖質代謝 82
糖質の指示摂取量 54
糖質用インスリン 57
糖質量の計算方法 55
透析導入 85, 97
透析日 101, 102
透析療法 85
糖代謝 33
糖代謝異常妊婦 124, 125

糖尿病アトラス …… 2
糖尿病型 …… 5
糖尿病合併症 …… 115
糖尿病合併症による血管障害 …… 139
糖尿病合併妊娠 …… 124
糖尿病患者数 …… 1
糖尿病食 …… 90
糖尿病食事療法のための食品交換表 …… 39
糖尿病食事療法のための食品交換表第７版 …… 41, 45, 81
糖尿病腎症における食事指針 …… 68
糖尿病腎症におけるたんぱく質制限 …… 67
糖尿病診療ガイドライン 2019 …… 37, 41, 105
糖尿病性腎症 …… 85, 91, 94, 97
糖尿病性腎症重症化予防プログラム …… 97
糖尿病性腎症食 …… 90
糖尿病性腎症の食品交換表 …… 92
糖尿病性腎症病期分類 …… 86
糖尿病治療ガイド …… 90
糖尿病透析予防指導管理料 …… 92
糖尿病友の会 …… 4
糖尿病のエネルギー制限 …… 118
糖尿病の血糖改善 …… 31
糖尿病の診断 …… 5
糖尿病有病率 …… 3
糖尿病有病率と患者数の推移 …… 3
糖尿病予備群 …… 1
糖尿病療養 …… 61
糖尿病療養指導チーム …… 109
動物性たんぱく質 …… 65
動脈硬化性疾患の予防 …… 70
動脈硬化性疾患のリスク評価 …… 109
動脈硬化性疾患予防 …… 111, 113
動脈硬化性疾患予防ガイドライン 2017 年版 …… 110
特定健康診査・特定保健指導 …… 1
トランス脂肪酸 …… 73, 74
トリグリセライド …… 110

## な

内臓脂肪型肥満 …… 41
内臓脂肪蓄積 …… 106
中食 …… 49
ナトリウム …… 77
日本人糖尿病患者の死因 …… 139
日本人の食事摂取基準（2020 年版） …… 20, 108, 113
日本人の食物繊維摂取量の構成変化 …… 82
日本糖尿病協会 …… 97
入院時食事療養 …… 48
尿中アルブミン排泄量 …… 85
妊娠可能年齢女性の健康管理 …… 127
妊娠中の血糖コントロール …… 125
妊娠中の糖代謝異常 …… 124
妊娠糖尿病 …… 124
認知機能障害 …… 129
認知症 …… 128
認知症合併の糖尿病患者 …… 128
認知症合併の糖尿病患者のベストクリニカルプラクティスの原則 …… 131
認知症患者で起こりうる栄養の問題 …… 129
認知症患者の栄養に関するステートメント（ESPEN） …… 131
ネフローゼ …… 95
年齢標準化有病率 …… 2
脳心血管イベント …… 117

## は

排便改善効果 …… 83
非アルコール性脂肪性肝炎 …… 119
非アルコール性脂肪性肝疾患 …… 119
非代償性肝硬変 …… 120
ビタミン …… 16, 76
ビタミンの摂取基準 …… 77
必要エネルギー量 …… 138, 140
非透析日 …… 101, 102
人の体内時計測定法 …… 26
肥満 …… 12, 41, 105, 106
肥満妊婦 …… 126
肥満の是正 …… 107
微量アルブミン尿 …… 87, 95
微量栄養素 …… 76
微量ミネラル …… 76
副次エンドポイント …… 116
不飽和脂肪酸 …… 70
不溶性食物繊維 …… 36, 82
フレイル …… 15, 66, 99, 130
平均炭水化物量 …… 55
米国食事療法協会が規定するカーボカウントの３つのレベル …… 51
包括的な治療介入 …… 109
飽和脂肪酸 …… 70, 73, 113
ボグリボース …… 10
母児合併症 …… 126
補正用インスリン …… 57
母体血糖コントロール目標値 …… 125
母体ケトーシス …… 125

## ま

マグネシウム …… 78
末期腎不全 …… 85
末梢時計 …… 25
マンガン …… 78
慢性肝炎 …… 121
慢性肝疾患 …… 119, 121, 122
慢性腎臓病 …… 67, 90
ミネラル …… 16, 76, 77
ミネラルの摂取基準 …… 77
メタボ …… 105, 106
メタボ健診 …… 1
メタボリックシンドローム …… 105
目標血糖値 …… 58
目標降圧レベル …… 115
目標体重 …… 37
モリブデン …… 79

## や

夜食療法 …… 122
羊水過多症 …… 124
ヨウ素 …… 79
夜型化 …… 24

## ら

リポポリサッカライド結合タンパク …… 34
緑黄色野菜 …… 16
リン …… 78, 104
臨床所見に基づく栄養評価 …… 137
老年症候群 …… 13

## 数字

1,500 ルール …… 58
1,800 ルール …… 58
１型糖尿病 …… 19, 21
１食に摂取する糖質目安量 …… 54
１単位あたりの栄養素の平均含有量 …… 47
１日の指示エネルギー …… 54
１日の指示単位（指示エネルギー量） …… 47
２型糖尿病 …… 9, 19, 21, 38
２型糖尿病合併肝硬変 …… 120
２型糖尿病合併慢性肝炎 …… 120
24 時間蓄尿によるたんぱく質摂取量を推定する Maroni の式 …… 68

500 ルール 58
75 gOGTT 5, 6, 9
75 g 経口ブドウ糖負荷試験 6


## 欧文


**A**

ACCORD 研究 116
ADA 52
ADL 低下 13, 130

**B**

BCAA 122
BEE 138, 140
Bmal1 26
BMI 12, 38, 39, 105
body mass index 105

**C**

CGA 17
CGM 28, 29
CKD 67, 90
CKD ステージによる食事療法基準 100
C 反応性蛋白 62

**D**

DCCT 20, 51
DPP 8, 9, 38, 107
DPPOS 10
DPS 107

**E**

eGFR 88
ESRD 85, 87, 88

**G**

GA 99, 101, 103
GFR (eGFR) 85
GI 42, 60, 83, 114
GIP 60
GI 値 30, 61
GI 値の算出方法 61
GI 値を下げる因子 61
GL 60, 114
GLP-1 60
glycemic Index 30, 42
GL 値 61
GL 値の算出方法 61
GPR 33

**H**

Harris-Benedict の式 138
HbA1c 5, 6, 121
HbA1c 値別の血糖変動 29
HbA1c 目標値 9
HDL-C 110
HDL コレステロール 110

**I**

IAUC 60
IFG 6
IGT 6
ISPAD 51

**J**

JACC Study 71
JDCS 110
J-DOIT1 3
JDPP 3
JELIS 72
JPHC Study 2, 71

**K**

Keys の式 71
Kumamoto Study 10

**L**

LBP 34, 35
LDL-C 71, 110
LDL コレステロール 71, 110
LES 122
Look AHEAD 107
Look AHEAD post hoc 解析 108

**M**

MUFA 72

**N**

n-3 系 PUFA 72, 113
n-3 系多価不飽和脂肪酸 72, 74, 113
n-6 系 PUFA 72
n-6 系多価不飽和脂肪酸 72, 74
NAFLD 119, 121
NASH 119
NASH 肝硬変 120
NST 141

**P**

Per1 26
Per3 26
PEW 67, 99
PEW の診断基準 100
preconception care 127
PUFA 70

**Q**

QOL 13

**S**

SFA 70, 73, 113
SGA 14, 137, 140
SGLT2 阻害薬 95, 96
small dense LDL 112
SMBG 28
Steno-2 研究 11

**T**

TC 72
TG 72, 110
tight junction protein 34
Toll-like receptor 34
Toll 様受容体 34

**U**

UKPDS 111
UKPDS35 11

糖尿病の最新食事療法のなぜに答える
基礎編　ISBN978-4-263-70851-4

2020年10月10日　第1版第1刷発行

編　者　本　田　佳　子
佐　野　喜　子
曽　根　博　仁
大　橋　　　健
発行者　白　石　泰　夫

発行所　**医歯薬出版株式会社**
〒113-8612　東京都文京区本駒込1-7-10
TEL.（03）5395-7626（編集）・7616（販売）
FAX.（03）5395-7624（編集）・8563（販売）
https://www.ishiyaku.co.jp/
郵便振替番号 00190-5-13816

乱丁，落丁の際はお取り替えいたします．　印刷・真興社／製本・榎本製本